リハビリ・ゲームの「目的」一覧

認知機能の向上

番号	ゲーム名
㉔	トントン語想起 / オリジナル・リズム
㉕	歌かんじ / 雨降り
㉖	いろんな太鼓みつけた / ちいさい秋みつけた
㉗	ドレミの鳴子 / ドレミの歌
㉘	た〜ひきソング / 足し引きソング
㉙	ウルトラドン / リンゴの唄、青い山脈、黄色いさくらんぼ、とんがり帽子
㉚	こんにちは楽器 / こんにちは赤ちゃん
㉛	タダぬきのワルツ / 星影のワルツ
㉜	幸せならたしざん / しあわせなら手をたたこう
㉝	リレー語想起 / 瀬戸の花嫁
㉞	上を向いて… / 上を向いて歩こう
㉟	対(ペア)たたき / ブルー・シャトウ
㊱	桃太郎リレー / 桃太郎
㊲	色違いチューリップ / チューリップ
㊳	踊るクマさん / 森のくまさん
㊴	トントン数字カップル / オリジナル・リズム
㊵	トーン・ポーズ / オリジナル・リズム
㊶	リズム・ジェスチャー / ぶんぶんぶん
㊷	絵ドレミ記憶 / ドレミの歌
㊸	目かくし缶缶 / 春の小川・ふじの山
㊹	シャボン玉計算 / しゃぼん玉
㊺	数字でシェイク / 四季の歌
㊻	落・回・飛・止 / 夢想歌
㊼	さかさまあいさつ / 世界の国からこんにちは
㊽	かがし / 七つの子
㊾	五文字歌リレー / 春の小川
㊿	交互うた / 証城寺の狸囃子、かたつむり

●ゲーム図原案：宮本恵美　イラスト：飛鳥幸子

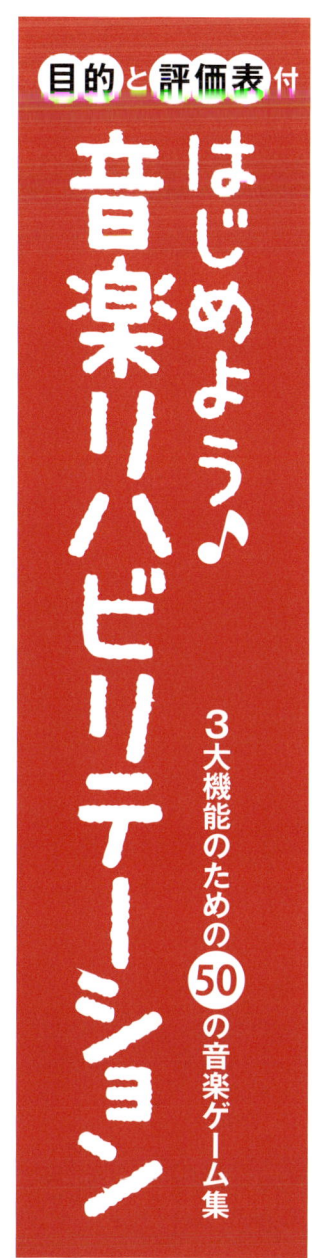

目的と評価表付

はじめよう♪
音楽リハビリテーション

3大機能のための50の音楽ゲーム集

あおぞら音楽社

音楽と人間
―音楽刺激の「入力」と「出力」が身体に与える影響

　音楽は大脳皮質の運動中枢に賦活的または抑制的な影響を与えるとされ、好むと好まざるにかかわらず我々の体に何らかの影響を与えてくれると考えます。好影響として考えられる感情には「爽やか・すっきり」「安らぐ・リラックス・ほっとする」「楽しい」などがありますが、同じ音楽でも人によっては不快に感じることもあると思います。これが音楽の摩訶不思議なところです。

　この音楽は人間の感情的な部分に日常的に意図的に働きかけられるものであり、その日の気分や活動内容などに合わせて自由に選ぶことのできる外的刺激でもあると考えます。外的刺激ということもあり、うまくコントロールして使用すれば、心理的にも身体的にもさまざまな良い影響を与えます。さらには内分泌系や免疫機能にも働くことが報告されており、精神状態や疾病のヒーリングにも用いられてこれから幅広い分野への応用が考えられます。

　そして音楽は聴覚刺激としての「入力」だけではなく、歌詞を歌うという「出力」として身体運動に影響することも知られています。実際に音楽に合わせて歌うことで、呼吸機能や口腔機能はもちろん、精神的な面に対しても大きな効果をもたらすことがわかっています。音楽を聴き、それに歌詞を載せて歌うことは、舌・口唇・頬・声帯・首など咀嚼や嚥下を司る総合的な筋肉を柔軟にすることをはじめ、横隔膜の収縮による内臓器系の血行改善、消化器系の運動改善、血圧コントロールの改善、ストレスの軽減、精神の安定、脳の活性化、認知症の予防など、身体への影響は計り知れないことと思います。

　そしてこの音楽はその人の人生の中での記憶や感情など、さまざまな事象を想起させてくれるものでもあります。私も中学、高校の時に聴いた音楽を今聴くと、当時バンドを組んで一生懸命練習した日々のことが懐かしく思い出されます。

　本書を通じてさまざまな可能性をもたらす「音楽を用いたリハビリテーション」の試みが、各地で広がっていくことを期待したいと思います。

熊本保健科学大学 リハビリテーション学科長　**長倉裕二**

はじめに

機能の維持・向上をめざす「音楽リハビリテーション」の提案
—加齢や障害による「問題点の抽出」と「リハビリの目的」を明確に

　私が音楽療法士（日本音楽療法学会の認定音楽療法士）として活動を始めてから、約11年が経過しています。その間、音楽療法の学会に参加し、さまざまの興味深い講演や症例・事例報告を拝聴させていただきました。しかしながら毎回、学会に参加して感じていることがあります。それは、現在の日本の音楽療法学会で多くの成果が感じられるのは、やはり精神科領域・心理領域にかかわる症例報告が多いこと。一方、施設や病院で実践した高次脳機能障害や認知症を対象にした音楽療法の報告があっても、そこからリハビリテーション的な視点（障害から導かれた問題点や音楽を使って行う目的意識）があまり伝わってこないことです。また、療法の効果に関する報告でも、実際の音楽リハビリの内容に踏み込んで報告しているケースはごくわずかであると感じております。

　音楽を用いるリハビリは、きちんと目標が設定されれば、アイデア次第ではその対象をさらに多様で広範な範囲に広げることができます。そこで今回は、精神科領域のみを対象とするのではない、さまざまな機能の維持・向上を目的としたリハビリテーション的視点による音楽活用のリハビリ手引書を作成してみました。

　本書の核は、**高齢者の認知症予防や脳血管障害者の機能回復等のリハビリの視点に立ち、加齢や障害から導かれた問題点とリハビリの目的を意識した点**です。実はすでにこうした視点は、マイケル・H・タウト氏が着眼し、長年にわたる研究と実践の成果を『リズム、音楽、脳—神経学的音楽療法の科学的根拠と臨床応用』（第1版 2006年、協同医書出版社）として著しています。我々のリハビリ手引書では、理論的な枠組みに関してはタウト氏の著書を参考にしながら、その著には記載されていない具体的な音楽リハビリテーションの手法を紹介することにかなりの頁を割きました。

　本書の特徴的な内容としては
① 音楽リハビリは、音楽療法士やリハビリ専門職が実施するだけではなく、介護職員やレクリエーションワーカー等の多職種の人々が実施することも想定し、簡単にできる「評価方法」を紹介した。

② 障害や予防の視点から「運動機能」、「言語機能」、「認知機能」の3大機能に分類し、それぞれに対応する音楽リハビリの具体的手法を、イラストと楽譜を用いてわかりやすく紹介した。

　以上の2点が新しい特長と言えます。

なお本書で、「音楽療法」ではなく「音楽リハビリテーション」という語を用いたことについて一言述べます。どちらも音楽を活用する技法であることに違いはありません。
　音楽療法は「音楽療法士が中心となって、対象者との関係性をベースにしながら、対象者の心理面・行動面の変容を追究していく人間的かかわりによる音楽技法」と考えるのに対し、**音楽リハビリテーション**は「音楽療法士も含めたさまざまな多職種が、対象者の心身の問題点を抽出し、その機能の維持・向上を目的としたリハビリテーションの一技法」と考えます。そして、その技法の範囲は多岐にわたるものになります。

　今回、身体機能面の内容を担当された長倉裕二教授は、私が在職する大学リハビリテーション学科の学科長として、私の上司でもありながら、高校時代に同じバンドで活動した青春の思い出を共有する友でもあります。また、宮本恵美講師も前職場の病院時代から同じバンド・メンバーとして引き続きキーボードを担当している間柄でもあります。今回はこの2人の尽力を得て、実践的な書にまとめることができました。
　本書の新しい視点による提案は、今後さらに臨床を積み重ねるとともに、検討すべき点が多々出てくると思います。ぜひ皆さまからもさまざまなご指摘やご意見をいただき、より良い音楽リハビリテーションの手引書へと改良を重ねてまいりたいと思っています。
　本書を通して、音楽リハビリテーションの楽しさを含め、その実践のお手伝いができ、少しでも皆さまのお役に立てるならばこれに勝る喜びはありません。

2016年8月
熊本保健科学大学 リハビリテーション科　**大塚裕一**

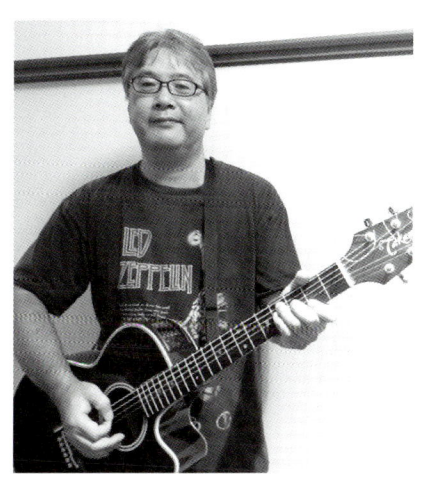

CONTENTS

はじめよう♪ 音楽リハビリテーション
3大機能のための50の音楽ゲーム集

（表紙裏）本書で扱う50の音楽リハビリ・ゲームの「目的」一覧

「音楽と人間」長倉裕二 ……………… 3
「はじめに」大塚裕一 ……………… 4

Part A　音楽リハビリの対象

I　音楽とリハビリテーション

音楽リハビリとは …………………… 10
　（1）音楽の働き ………………… 11
　（2）音楽リハビリの対象と適応 …… 12

II　音楽リハビリの対象となる機能障害と評価方法

1. さまざまな機能障害に対する音楽リハビリ
　（1）身体（運動）機能に対する音楽リハビリ ……………… 13
　（2）高次脳機能（認知機能・言語機能）に対する音楽リハビリ …… 14

2. 対象となる機能障害 …………… 16
　●コラム 「介護予防」と身体の機能維持 …… 17
　高齢者の主な機能的変化 ……… 18

3. 各種機能障害に対する簡易評価 …… 19

　（1）身体（運動）機能面
　運動機能障害の評価 ………… 20
　　①筋力簡易評価 ……… 20
　　②筋持久力簡易評価 …… 21
　　③関節可動域簡易評価 …… 21
　　④運動失調簡易評価 …… 22

　（2）言語機能面
　1）構音障害の評価 ……… 22
　　発声・発語器官簡易評価 … 22
　2）失語症の評価 ……… 23
　　失語症簡易評価 ……… 23

3）認知機能面
- 1）記憶障害の評価 …… 23
  - 記憶簡易評価 …… 23
- 2）失行・失認の評価 …… 24
  - 失行・失認簡易評価 …… 24
- 3）注意障害の評価 …… 26
  - 注意力簡易評価 …… 26
- 4）遂行機能の評価 …… 27
  - 遂行機能簡易評価 …… 27

付録
- ・日常生活観察による注意評価スケール …… 28
- ・数字文字つなぎ …… 28
- ・仮名拾い …… 29

評価表記入例
- **1 簡易 運動機能評価表** …… 30
- **2 簡易 言語機能評価表** …… 31
- **3 簡易 認知機能評価表** …… 32

Part B 音楽リハビリの基礎

I 音楽リハビリに必要な音楽理論

1. 楽譜の知識
- （1）譜表 …… 34
- （2）音名 …… 34
- （3）変化記号 …… 34
- （4）調（キー）と調号 …… 35
- （5）和音（コード）…… 35
- （6）移調 …… 36

2. 実践の知識
- （1）音楽リハビリの種類
  - 1）受動的音楽リハビリ …… 37
  - 2）能動的音楽リハビリ …… 37
- （2）音楽リハビリの形態
  - 1）個別音楽リハビリ …… 38
  - 2）集団音楽リハビリ …… 38

II 音楽リハビリに必要な実践技術
- （1）ソルフェージュ …… 38
- （2）作曲・編曲 …… 39
- （3）伴奏技術 …… 39
- （4）発声と歌唱技術 …… 40
- （5）音響機器操作技術 …… 40

Part C 音楽リハビリの実際

I 音楽リハビリの流れ
- （1）全体的な流れ
  - リハビリの依頼から終了まで …… 42
- （2）それぞれの項目
  - 1）面接・評価 …… 42
  - 2）問題点の抽出 …… 42
  - 3）目標の設定 …… 43
  - 4）プログラム立案 …… 43
  - 5）音楽リハビリの実際 …… 43
  - 6）再評価 …… 45

Ⅱ 各機能障害別 音楽リハビリの実際

（1）運動機能編

- ①あいうえたたき …………46
- ②さいたちった！…………48
- ③まわしてふんで …………50
- ④カンカンボールまわし ……52
- ⑤さかさ旗揚げ ……………54
- ⑥360度のボール……………56
- ⑦二人の腕は若い …………58
- ⑧いっぽんな〜ら？…………60
- ⑨となりで膝あげ …………62
- ⑩交互立ち……………………64
- ⑪背中伝達 〜リズム編……66
- ⑫チェンジ手足………………68
- ⑬故郷タッチ…………………70
- ⑭マラカスやぎさん …………72
- ⑮ジェンカせんか？…………74

（2）言語機能編

- ⑯森のカテゴリー ……………76
- ⑰知床体操……………………78
- ⑱かえるのフー ………………80
- ⑲故郷のばし…………………82
- ⑳ベロ記憶……………………84
- ㉑あいうの歌…………………86
- ㉒こだまなかま………………88
- ㉓名詞チョイス………………90
- ㉔トントン語想起……………92
- ㉕歌かんじ……………………94

（3）認知機能編

- ㉖いろんな太鼓みつけた……96
- ㉗ドレミの鳴子………………98
- ㉘たしひきソング …………100
- ㉙ウルトラドン ……………102
- ㉚こんにちは楽器 …………104
- ㉛タダぬきのワルツ ………106
- ㉜幸せならたしざん ………108
- ㉝リレー語想起 ……………110
- ㉞上を向いて… ……………112
- ㉟対（ペア）たたき ………114
- ㊱桃太郎リレー ……………116
- ㊲色違いチューリップ ……118
- ㊳踊るクマさん ……………120
- ㊴トントン数字カップル …122
- ㊵リズム・ポーズ …………124
- ㊶リズム・ジェスチャー …126
- ㊷絵ドレミ記憶 ……………128
- ㊸目かくし缶缶 ……………130
- ㊹シャボン玉計算 …………132
- ㊺数字でシェイク …………134
- ㊻落・回・飛・止 …………136
- ㊼さかさまあいさつ ………138
- ㊽かがし ……………………140
- ㊾5文字歌リレー …………142
- ㊿交互うた …………………144

「おわりに」宮本恵美 ……… 146
参考文献…………………… 147
著者プロフィール………… 148
●巻末付録
   1 簡易 運動機能評価表
   2 簡易 言語機能評価表
   3 簡易 認知機能評価表

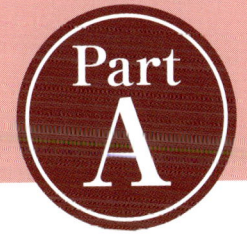

Part A 音楽リハビリの対象

　Part Aでは、音楽リハビリテーションはどのような障害に対して適用できるのかを考えます。

　次に音楽リハビリを実施する前に、その対象者のQOLにとって何が問題となっているかを確認するために、簡単な検査を実施します。ここでは代表的な「身体（運動）機能」、「言語機能」、「認知機能」の側面をチェックし、問題点を抽出します。

　本章で用いた「評価表」の基本書式の用紙を巻末に掲載しましたので、ぜひご活用ください。

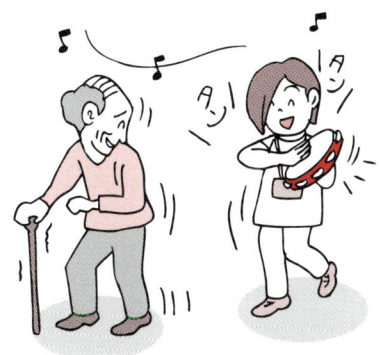

Ⅰ. 音楽とリハビリテーション

音楽リハビリとは

　音楽リハビリテーションは、一言で述べると「心と体を元気にするために音楽を利用する」ことです。その方法として、本書で後に詳しく述べますが、個人やグループを対象として音楽を聴取する、いわゆる「受動的音楽リハビリテーション」と、歌ったり楽器を演奏したり踊ったり、また音楽をもとに自発的にしゃべったり絵を描いたり、音を使って自由に創作するなどの、いわゆる「能動的音楽リハビリテーション」があります。

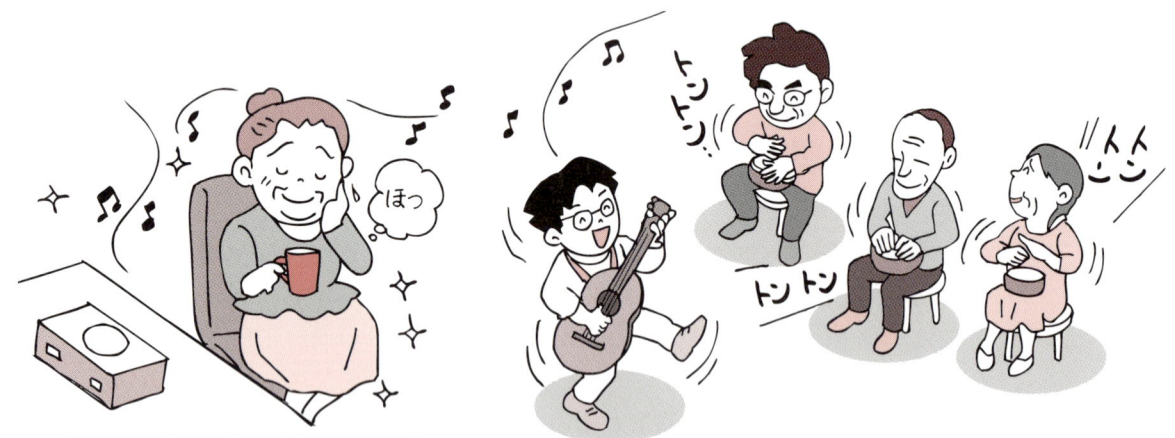

受動的音楽リハビリは、聴取による聴覚刺激が中心

能動的音楽リハビリは、全身の感覚と運動・言語・認知機能を使うものが多い

　現在、音楽リハビリテーションを実践している職種は医師をはじめ、音楽療法士、作業療法士、理学療法士、言語聴覚士、臨床心理士、看護師、介護福祉士等、多岐にわたります。チームアプローチの意識が高い施設では、それぞれの職種間で領域的に重なる部分もありますので、情報交換をしながら音楽リハビリをすすめている現場もあるようですが、まだまだ数的には少ない状況だと思います。

　近年の音楽リハビリテーションに関する著書として、2006 年に発刊されたマイケル・H・タウト氏による『リズム，音楽，脳　～神経学的音楽療法の科学的根拠と臨床応用』（第1版）があります。リハビリテーション的視点から音楽の導入を考えた場合、この書には非常に有益な音楽理論が詳しく紹介されてあり、音楽リハビリテーションをこれから実施しようと考える方には参考となると思いますので、ご一読をお勧めします。今回は我々も、特に障害説明に関してはタウト氏の分類を参考にさせていただきました。

| 音楽リハビリテーション（音楽介護予防を含む） |

↓

| 身体（運動）機能・言語機能・精神（認知）機能の維持および向上 |

↓

| ADL・QOLの保持向上 |

↓

| フレイル予防、認知症・うつ病・閉じこもりの予防等 |

（1）音楽の働き

　紀元前の昔より、音楽は癒しに使用されていました。よく知られている事実としては3000年前のユダヤ王ザウルのうつ病を、羊飼いの男がハープ演奏で治療したことが報告されています。ハープは現在も聴取型リラクゼーションによく使われます。また、古代ギリシャのアリストテレスはカタルシス効果として、音楽にはフラストレーションを軽減させる効果があることを報告しています。現代では、医療の世界でも精神疾患をもつ患者の心理的な安定を求める方法として、楽器演奏や歌唱を取り入れたり、重度心身障害者施設でも機能改善の目的のためのリハビリテーションの一方法として音楽を導入している現場も多々見られるようになってきています。さらに高齢化社会の現代、高齢者の脳機能の改善の目的や、引きこもりの対策等にも徐々に利用されるようになってきました。

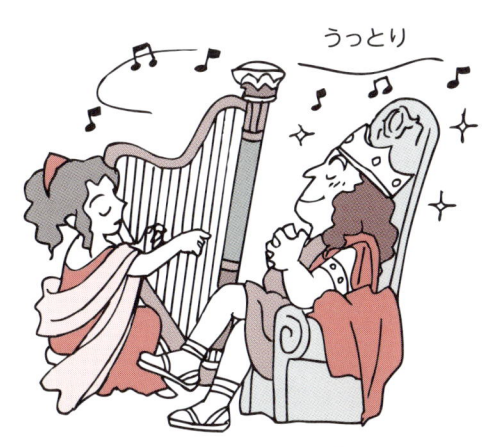

弦楽器は受動的リハビリにも能動的リハビリにも多用される

　音楽の働きについて、松井紀和氏は次のような生理的働き、心理的・社会的働きがあると述べられています。
　生理的働きとしては、
・音楽は、感覚ニューロンを通して、大脳皮質の感覚中枢に大きな影響を与える
・音楽は、自律神経系に賦活的または抑制的な影響を与える
・音楽は、大脳皮質の運動中枢に賦活的または抑制的な影響を与える
・音楽は、長期記憶において、いろいろな出来事と結びつきやすい性質をもっている
・音楽は、認知プロセスを刺激する　等。

また心理的・社会的働きとして
・音楽は、知的過程を通らずに、直接情動に働きかける
・音楽は、その活動により自己愛的満足をもたらしやすい
・音楽は、人間の美的感覚を満足させる
・音楽は、発散的であり情動の直接的発散をもたらす方法を提供する
・音楽は、身体運動を誘発する
・音楽は、その活動に際し、総合的精神機能が必要である
・音楽は、その活動において社会性が要求される　等。

　このように、音楽は心理的にも身体的にもさまざまな効果をもたらすものであることを、皆さまがたも多方面の学会の報告などからご存知のことと思います。

（2）音楽リハビリの対象と適用

　音楽リハビリに関して、河野友信氏は「音楽療法の医学的目的」として、①ストレスケア　②ホメオスターシスの回復　③自然治癒力の促進　④痛み緩和　⑤緊張緩和　⑥免疫・防御力の増強　⑦教育効果の援助　⑧情緒・精神の安定　⑨QOLの向上　⑩治療関係の改善と促進　⑪治療関係の提供　等を挙げています。

　以上は医療の世界に限って述べられたものですが、上記の視点から考えるならばその対象範囲も、医療、福祉、教育の場に広げて考えられると言ってよいでしょう。当然、対象者は乳幼児から高齢者まで広範囲に及びます。健常者には介護予防の目的やレクリエーション的意味合いの強い音楽活動、病気の方には、機能改善や機能維持を目的とした音楽リハビリを考える必要があります。

　次に対象者を大きく分類してみたいと思います。

　まず①健常高齢者　②心理的・精神疾患を有する方　③脳血管障害等による高次脳機能障害者　④発達障害のある小児、成人等が挙げられます。

　このほか教育現場や保育現場でも音楽を発達支援や社会適応のための支援に使うことが増えていますので、対象者も想像以上に広がっているのではないでしょうか。

　次に、音楽リハビリの適用について別表に示しました。適用に関しても対象者同様に範囲が広がっていると言えるでしょう。

従来の音楽療法はどんな対象に用いられてきたか

リハビリとケア	補助的治療	予防
児童期：精神発達遅滞、多動性障害、自閉症、機能的構音障害、聴覚障害等 **老年期**：老年期認知症 **他**：麻痺の改善、認知機能の改善、言語機能の改善、高次脳機能の改善、呼吸機能改善	心身症及び関連疾患、神経症、うつ状態、不眠症、更年期障害、統合失調症、ストレス障害、不定愁訴等	感情のコントロール、心身のリラックス、不安の軽減

Ⅱ. 音楽リハビリの対象となる機能障害とその評価方法

さまざまな機能障害に対する音楽リハビリ

（1）身体（運動）機能に対する音楽リハビリ

　音刺激の身体へ及ぼす影響を根拠としたひとつのリハビリテーション技法として、リズムを使って歩行状態や上肢の可動域を改善させたり、実際、対象者に楽器演奏を実施させて、運動能力を改善させたり、視覚情報と身体の動きの協調性を改善させたりする方法があります。

　たとえば、一定のリズムの音に合わせて運動を行うと、運動をスムーズに持続的に実施することが可能となります。これは、**神経筋同調法**と呼ばれています。この時、リズムを聞き取るのは聴覚です。聴覚はタイミングの感覚では、もっとも鋭敏で優れているといわれており、視覚刺激である点滅するランプ等よりは、一定の速さで手を叩く音刺激のほうが、運動時のテンポをうまく合わせられるという報告もされています。

　パーキンソン病の患者等の歩行訓練時、音のリズムが加わるだけで、大幅に歩く状態が改善されることも臨床でよく遭遇する場面です。

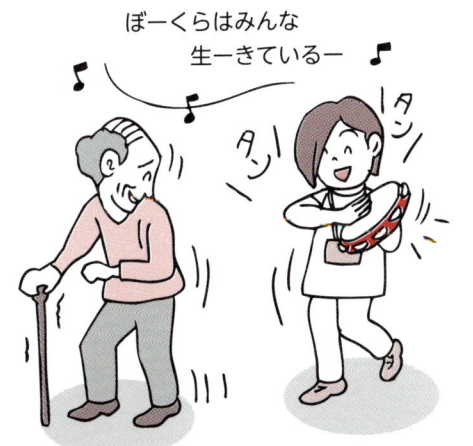

歩行訓練におけるアナログのリズム刺激の介入効果は実証されている

また、音刺激は、大脳の運動中枢を活性化するとも言われ、人は音を聞くと、運動中枢の神経細胞が刺激され、全身の筋肉組織は動く準備体制に入るということも知られています。不意の大音響で、身体がビクッとする**驚愕反射**もその例です。

　また、リズミカルな聴覚刺激に合わせて動くと、我々の筋肉はリズムに同調して興奮するような反応をします。これによって動きのタイミングが向上し、動きがなめらかになり、流れが良くなるのです。この過程は「**聴覚リズムによる筋運動準備過程**」と呼ばれています。

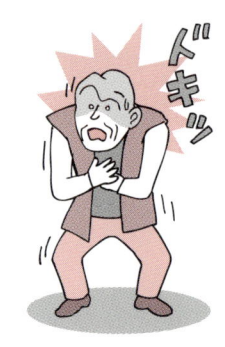

不意の大音量は、全身の筋肉に影響を与える

（2）高次脳機能（認知機能・言語機能）に対する音楽リハビリ

　高次脳機能障害とは病気や怪我などで脳に損傷を受け、言語・思考・記憶・行為・学習・注意に障害が起こってしまった状態を言います。その障害は、記憶障害、失語・失行・失認、注意障害などさまざまありますが、（図7：高次脳機能障害の脳の図）ここでは失語症と記憶障害への音楽リハビリに触れてみたいと思います。失語症者への音楽リハビリとしてメロディック・イントネーション法がよく知られています。日常生活でよく使用する挨拶や短いことばに、メロディーやイントネーションをつけて歌うように発声させます。つまり、多くの場合、失語症は左半球の損傷で生じますので、歌唱で活性化するといわれる右半球を、より活性化させ、その影響を左半球にも与えようという考え方が根源にあると言えるでしょう。リズムに合わせることで言葉を引き出すこともよく行われます。

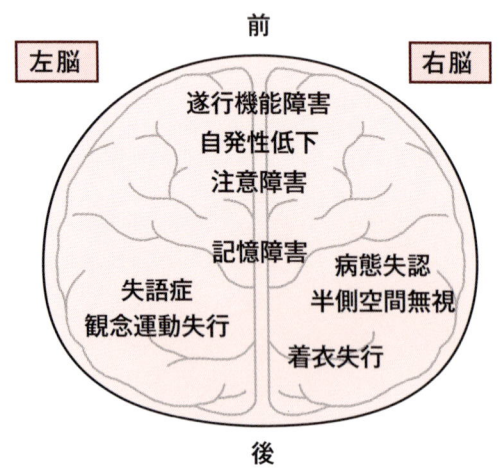

高次脳機能障害の脳

　さらに、唱歌等を使用し、歌詞とメロディーを利用した語想起改善に利用する方法もあります。

　たとえば、唱歌「故郷」を例にとると歌詞を紙に書いて、発話させようとするターゲット語を空欄にし、歌わせながらそこを表出させるという方法です。言語訓練場面でも、昔覚えた歌

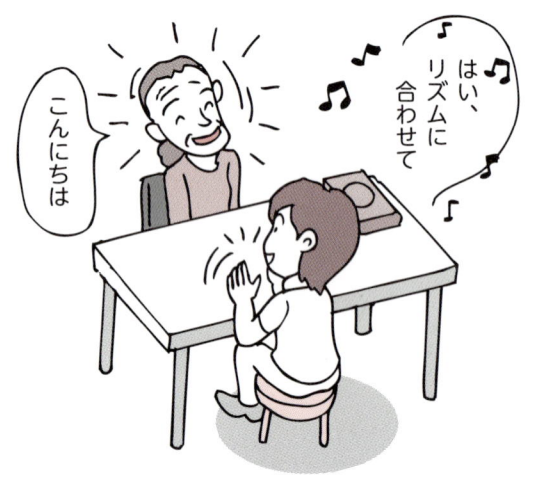

音楽を使って右半球の脳に働きかけ、ことばを引き出す試み

の歌詞は容易に思い出せるということはよくあります。また、脳血管性障害の後遺症として記憶障害を生じることもあるのですが、そのような患者の場合、個人個人のイベントがあった時に流行した歌を歌うことによって、当時の記憶を思い出させる方法等もあります。

高次脳機能障害に対する音楽を取り入れるプログラムの基本的考え方としては、よく知られている歌また容易に歌える曲を選択し、発話につなげる方法や、対象者にリズム楽器で簡単な演奏をさせ、注意力を改善させたりする方法等があります。

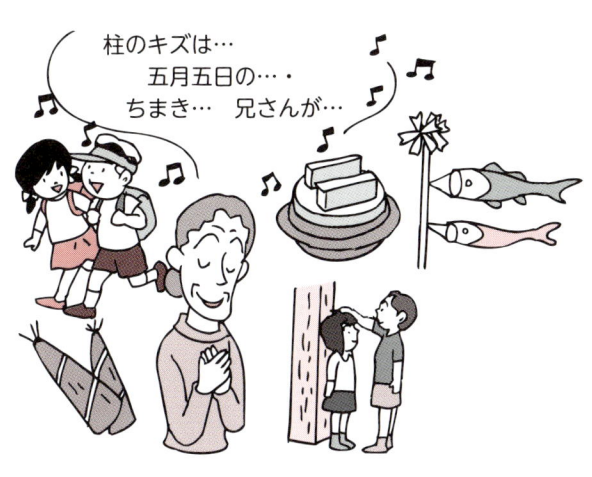

その人の生活史における長期記憶を呼び戻す

このように音楽を利用することで、さまざまな高次脳機能障害に対するリハビリ技法にもさらに多くの選択肢を提案できるのではないかと考えます。

しかし、いずれにせよ症状は脳に起因するものであり、身体の操作も脳に司られているということから身体のリハビリテーションを導入することで、より大きな成果が生まれてくるものと考えます。つまり、音楽リハビリテーション、音楽介護予防的視点で考える高次脳機能障害のリハビリテーションは、身体に対する働きかけが主要なアプローチになるのではないかと考えます。いわゆるそこには、音楽精神療法や音楽心理療法とは異なる考え方やアプローチ法の獲得が必要になると考えます。

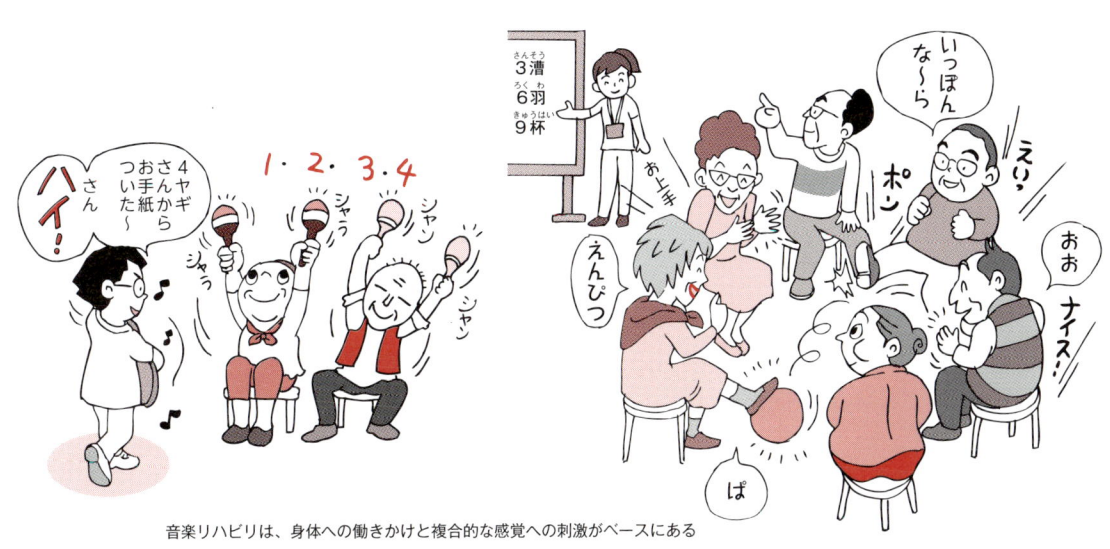

音楽リハビリは、身体への働きかけと複合的な感覚への刺激がベースにある

対象となる機能障害

　機能障害は身体運動機能、言語機能、認知機能と分けて考えます。疾患と障害との関わりを大まかに表にしました。なお、障害や疾患の詳細な説明は他書を参考して頂ければ幸いです。

3大機能「運動」、「言語」、「認知」の障害は、疾患（病名）とどうかかわっているか

	身体運動機能	言語機能	認知機能
障害	運動麻痺 摂食・嚥下障害 排便排尿障害 呼吸障害等	運動障害性構音障害 失語症等	意識レベル低下 知的レベル低下 観念失行 観念運動失行 半側空間無視 身体失認 注意障害 記憶障害 知的機能低下等
疾患	脳出血 脳梗塞 脳血栓 くも膜下出血 脳腫瘍 頭部外傷 筋萎縮性側索硬化症 ギランバレー症候群 多発性硬化症 筋ジストロフィー 重症筋無力症 日本脳炎 パーキンソン病 脊髄小脳変性症	脳出血 脳梗塞 脳血栓 くも膜下出血 脳腫瘍 頭部外傷 パーキンソン病 脊髄小脳変性症 多発性硬化症 筋ジストロフィー 重症筋無力症	脳出血 脳梗塞 脳血栓 くも膜下出血 脳腫瘍 頭部外傷 ウイルス性脳炎 低酸素脳症
その他	同時に感覚機能障害を合併する疾患もあり		

● コラム 「介護予防」と身体の機能維持

　高齢になり、筋力や活動が低下している状態等、いわゆる老化現象を**「フレイル Frailty」**と命名し、予防に取り込むことを 2014 年に「日本老年医学会」が提言しました。同時に医療、介護に携わるスタッフに「フレイル」の理解と予防に取り組むことを呼びかけています。

　このフレイルの概念には、「適切な介入により再び健康な状態に戻る可能性もある」という考えも含まれており、フレイルに陥った高齢者を早期に発見し、適切な介入をすれば、生活機能の維持・向上は可能であると考えられています。近年、**「サルコペニア」**という用語もよく聞かれるようになっていますが、両者とも**「加齢に伴う機能低下」**を意味しています。ちなみに**サルコペニアは、筋肉量減少の視点から、筋力、身体機能の低下を表すのに対し、フレイルは、移動能力、バランス、持久力、認知機能、栄養状態、疲労感等**、サルコペニアより広い項目を含みます。いずれにせよ、いわゆる、介護予防と密接に関わる概念用語です。

　現在、4 人に 1 人が 65 歳以上となった超高齢化社会の中で、上記で説明した「フレイル」や「サルコペニア」からつながる「要介護」、「寝たきり」状態の高齢者を増やさないための「介護予防」は、いうまでもなく対策が急務である国策と言えるでしょう。そして医療費抑制のために「病院・施設から地域、在宅へ」、さらにいえば「公的から共助、そして互助、最終的には自助」という流れが加速するのは紛れもない事実と言えます。介護予防を推進するためには「治療」とともに「予防」と「リハビリ」が、ますます大きな医療の一環になるかと思います。そしてそこでは、**身体の機能維持、機能改善に関わる施策**が何にも増して先立つことは明白です。

　身体が動き、日常生活動作が可能であればこそ QOL も保たれ向上もします。自身の口で食べることで栄養摂取が可能となり、しっかり栄養摂取を取ることで骨折、転倒予防ができ、筋肉を鍛えることによる運動能力が保たれてこそ、人との円滑な交流が可能となり、ひいては、それが心理的、情緒的に落ち着いた社会生活を送ることにつながります。そしてこれが、認知症、うつ、閉じこもりを予防する基盤になるのではないかと考えます。

　つまりまずは、**身体の機能維持が「介護予防」の基本**と考え、そのために音楽を活用することを提案したいと思います。すなわち高齢化社会のための音楽リハビリテーション、音楽介護予防という考え方です。

治療、予防、リハビリという方法で「要介護」や「寝たきり」を増やさない

介護予防 ← | 治療 | 予防 | リハビリ |

以下、加齢による身体的変化、精神的変化をにまとめました。

高齢者の主な機能的変化

	機能変化	行動に及ぼす影響
身体機能	**関節や骨の萎縮、硬直、屈曲** ・上肢・下肢の可動幅の縮小 ・骨がもろくなる ・歯が弱くなる、欠歯 **筋力の低下** ・関節が曲がりにくい ・握力、脚力の低下 ・持久力の低下 ・咀嚼力の低下 **運動神経の低下** ・敏捷性の低下 ・力加減や動作の速度が調節できない **感覚の低下** ・視力の低下 ・聴力の低下 ・味覚の低下	・障害物を避けられない ・物が掴めない、握れない、つまめない ・重い物が持てない、持ち上がらない ・歩幅が狭くなる、歩行が遅くなる ・転倒しやすい、 ・骨折しやすい ・姿勢が保持できない ・少食、食べられない ・誤嚥しやすい ・疲れやすい ・人の話等が聞こえにくい ・視野が狭くなる、視点が低くなる ・異臭や汚臭に気づきにくい
精神機能	**精神機能の変化** ・短期記憶の低下 ・思考力、判断力の低下 **情緒不安定** ・感情のコントロールが困難 ・怒り、欲求不満、緊張、不安の拡大 ・抑うつ状態になりやすい **環境適応力の低下** 他	・夜間覚醒、寝つきが悪い ・もの忘れの増加 ・思考力、判断力の低下 ・行動範囲の縮小 ・依存性、孤立感の増加 ・社会的事象への無関心 ・懐古志向、変化をきらう ・認知症→誇張、妄想、作話、抑うつ等 ・行動障害→徘徊、大声、乱暴行為等

高齢になることでの機能変化を知り、予防やリハビリをすることで、マイナスの行動を減らすことができる

もちろん個人差はありますのでそのあたりはご理解していただければと思います。特に身体的変化では、病気にかかりやすくなるなど予備力の低下が認められたり、環境変化への適応能力が低下する内部環境の恒常性維持機能の低下（体温調整、電解質バランス等）、症状が教科書に書いてあるどおりには現れないなどの特徴があります。当然、視力、聴力の感覚機能も低下します。

　ここで、高齢者になると大きな問題となる「**認知症**」にも触れておきたいと思います。認知症の原因となる疾患は、頻度が多いものとして脳血管性障害やアルツハイマー病があります。原因によっては治療可能な場合もあるのですが、アルツハイマー病などは原因となる病態を元に戻すことはできません。また、加齢とともに増加するのが特徴です。

　認知症の症状は大きく2つに中核症状と周辺症状に分類されます。2つの症状を図で示します。

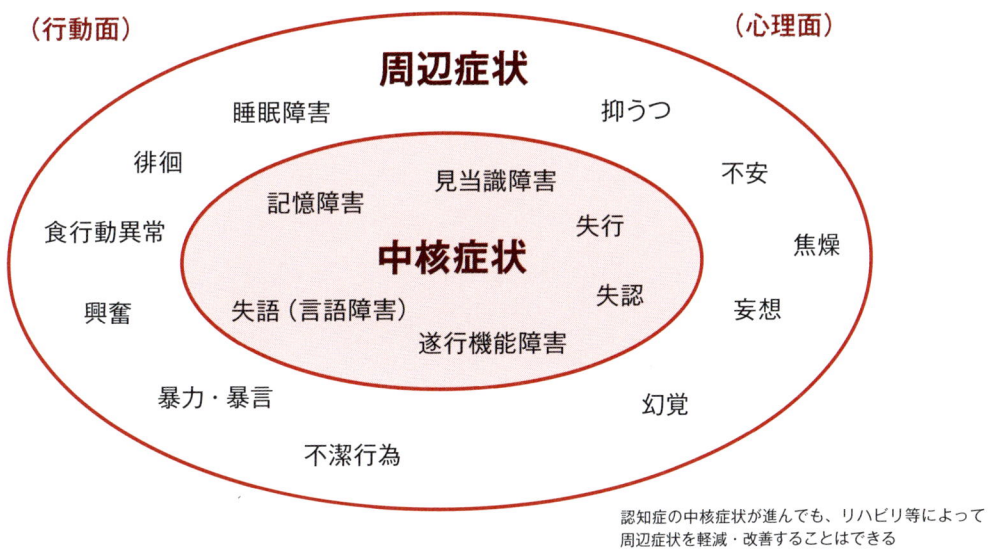

認知症の中核症状が進んでも、リハビリ等によって
周辺症状を軽減・改善することはできる

　以上、音楽療法の対象となる身体（運動）機能障害、言語障害、精神（認知）障害に関するリハビリと高齢者の障害に関して概略的に説明しました。

各種機能障害に対する簡易評価法

　ここでは、音楽リハビリテーションの対象を運動機能面、言語機能面、認知機能面に分類し、一般スタッフでも実施可能な「簡易評価法」を紹介します。さらに各評価の説明の最後に、その評価される障害に対して、音楽リハビリの適切で機能的な課題をPart C「音楽リハビリの実際」で紹介したいと思います。

(1) 身体（運動）機能面

運動機能障害の評価

　ここでは運動機能を、筋力や持久力、関節の動く範囲等で評価する方法をご紹介します。日常生活でも実施できる簡単な方法ですので、ぜひ取り入れていただければと思います。

① 筋力簡易評価

　筋力の評価は一般的には、力を入れた時にその力がどれだけの仕事をするかを評価します。ここでは簡単にできる「椅子からの立ち上がり」で評価する方法を紹介します。

　実施の方法として、実施時は、椅子を壁につけ、しっかりと固定して実施すること、安定性の高い椅子を選択すること、腰痛また、膝痛など疼痛のある方は実施しないこと、裸足で実施し呼吸を止めずに行うことを注意します。

●数字の単位は秒数

課題内容	評価結果					
	男性	速い		遅い		
椅子からの立ち座りを実施する。まず両手は胸の前で腕組をし、背を伸ばし背もたれにしっかりとつける。立つときは膝が完全に伸びるまで行う。そして起立後はすばやく開始時の姿勢に座る。 　この動作を10回実施し、その秒数を測定する。	40歳代	～7	8～10	11～	40歳代	～7　8～10　11～
	50歳代	～7	8～12	13～	50歳代	～7　8～12　13～
	60歳代	～8	9～13	14～	60歳代	～8　9～16　17～
	70歳代	～9	10～17	18～	70歳代	～10　11～20　21～

　評価結果が「遅い」という結果が出ればリハビリテーションを積極的に導入することを検討すべき対象者と考えます。また握力計があれば握力で評価する方法もよいかと思います。

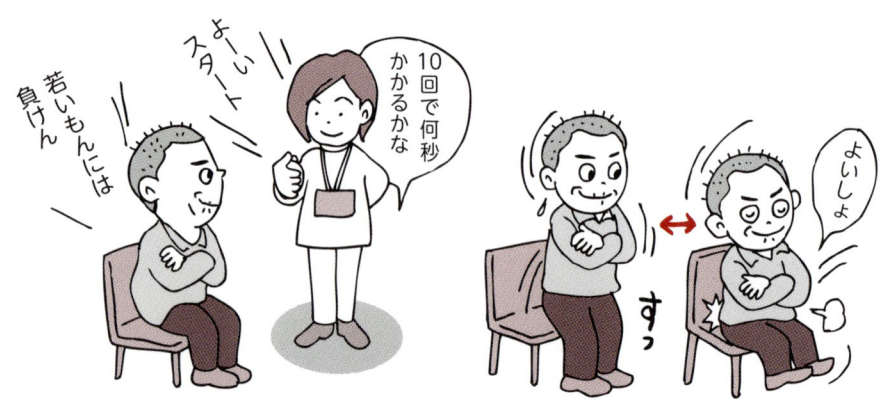

筋力の簡易評価の実施

② 筋持久力簡易評価

　筋持久力は、6分間歩行が簡便に評価できる方法と思います。この方法は対象者に6分間歩行させて、その時間内に何メートル歩けるかということで評価します。

課題内容	評価結果
6分間、歩行させる。 （対象者は65歳以上の高齢者）	400 m以上 可・不可

　評価は、高齢者で400 m以下であれば、外出に支障をきたすと報告されています。ちなみに、500〜550 mが平均です。400 m以下であればリハビリテーションを積極的に導入することを検討すべき対象者と考えます。

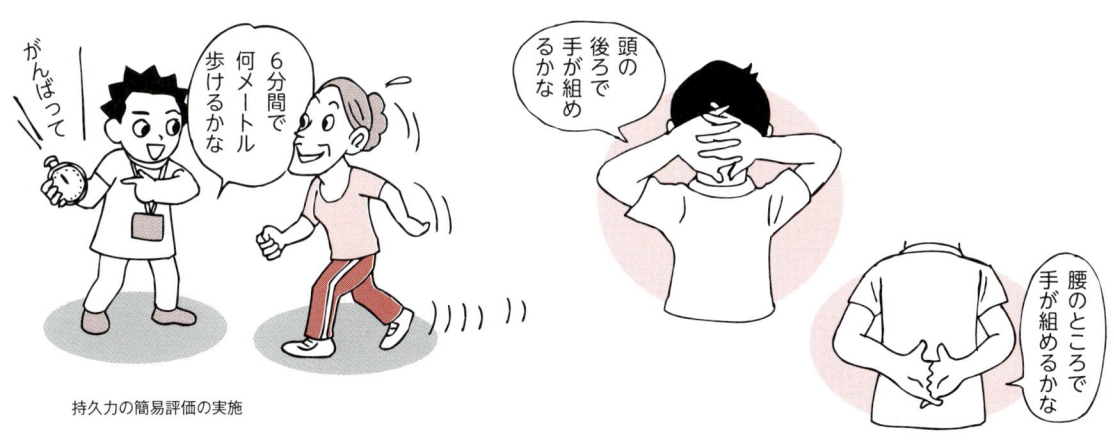

持久力の簡易評価の実施

関節可動域の簡易評価の実施

③ 関節可動域簡易評価

　関節運動を行う上で関節の動く範囲（関節可動域）に制限がある場合、その原因は関節構造体である関節包と関節包内にある骨、軟骨によるもの、関節包の外にある靭帯、筋、腱、皮膚等の軟部組織によるものに大きく分けられます。これに加え疼痛や筋緊張の異常によるものなどがあり、これらが複合的に関与している場合が多くあります。この関節の動く範囲を測定する簡単な方法として以下のような方法があります。

課題内容	評価結果
① 頭の後ろで手が組める ② 背中の後（腰の所）で手が組める	①②とも　可・不可

　評価で①②どちらかでも不可の場合はリハビリ導入を検討すべき対象者と考えます。

④ 運動失調簡易評価

　運動失調は協調運動障害であり、時間的、空間的な協調運動障害が認められます。そこで以下のような評価を行います。

課題内容	評価結果
「患者の人差し指で患者の鼻先と検者の指先を交互に触らせる。検者は1回ごとに指の位置を変える。	可・不可

　評価が不可であった場合にはリハビリテーションを積極的に導入することを検討すべき対象者と考えます。

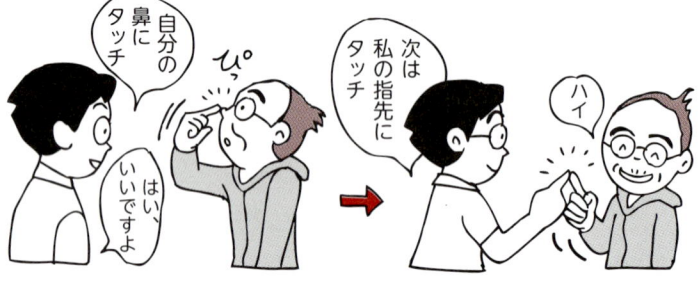

運動失調の簡易評価の実施

(2) 言語機能面

　脳卒中や交通事故の後遺症として、失語症や構音障害が認められることがあります。ここでは、簡便な評価の方法をご紹介します。

1) 構音障害の評価

発声・発語器官簡易評価

　構音障害では、構音器官のどの部分の動きが明瞭度を低下させている原因となっているのかをまず知る必要があります。以下の評価を実施することで大まかな構音の際の運動機能を把握することが可能と思われます。

課題内容	評価結果
(1) 頬をふくらませる	可・不可
(2) 歯をカチカチと音が出せる	可・不可
(3) /パ/を連続してはっきりと10回出せる	可・不可
(4) /マ/を連続してはっきりと10回出せる	可・不可
(5) /タ/を連続してはっきりと10回出せる	可・不可
(6) /サ/を連続してはっきりと10回出せる	可・不可
(7) /カ/を連続してはっきりと10回出せる	可・不可
(8) /パタカ/を連続してはっきりと10回出せる	可・不可

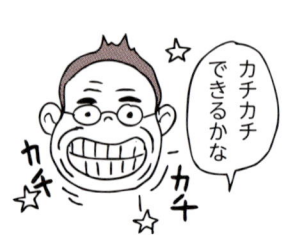

発声・発語器官の簡易評価の実施

　評価でどれか一つでも不可に該当する項目が認められたらリハビリテーション対象者と考えます。

2) 失語症の評価

失語症簡易評価

　失語症では我々が日常生活で使用するコミュニケーション手段の話す能力、聴いて理解する能力のみならず、読んで理解する能力、文字を書く能力等も多かれ少なかれ障害されます。そのため、どのコミュニケーション手段が日常生活で可能かを把握することはセッションを行う上でも非常に大切です。以下の聴理解、自発話、復唱課題を行うことで失語症の有無がある程度判断可能となります。

課題内容	評価結果
（1）聴覚的理解	
「口を開けてください」	可・不可
「左手を挙げてください」	可・不可
（2）発話	
「この絵を説明してください」	可・不可
「野菜の名前を7つ以上挙げてください」	可・不可
（3）復唱	
「デパートに買い物に行った」	可・不可
「雨なので散歩に行けません」	可・不可

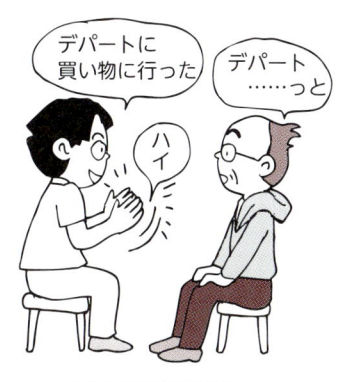

失語症の簡易評価の実施

　評価で、認知症や聴力障害等が認められず、どれか一つでも不可の項目があれば、対象者と考えます。

（3）認知機能面

　さまざまな病気により、さまざまな脳の働きの障害が生じます。特に**高次脳機能障害**はみなさんもご存じではないでしょうか。また、高齢になることで記憶障害や認知の障害などさまざまな障害が認められるようになります。ここでは、それらの障害を**記憶障害、認知、遂行障害、注意障害**に分けて、日常でも実施可能な評価方法を紹介します。

1) 記憶障害の評価

記憶簡易評価

　記憶障害は、認知症の中核症状ですが、単独の症状として現れることもあり、そのメカニズムはまだ解明されていません。記憶の課題は、比較的把握しやすい時間的な側面からの即時記憶課題、短期記憶課題、長期記憶課題に分けて紹介します。ただし、記憶障害は時間的側面

だけで判断するのではなく、記憶の形式の面からも評価する必要があります。

課題内容	評価結果
(1) 即時記憶 「3・7・1・9・5」	可・不可
(2) 短期記憶 「桜・猫・電車」	可・不可
(3) 長期記憶 「中学もしくは高校を卒業した年は」	可・不可
「〈柔〉〈真っ赤な太陽〉〈川の流れのように〉を歌った昭和の女性歌手は」	可・不可

評価で、どれか一つでも不可であれば対象者と考えます。

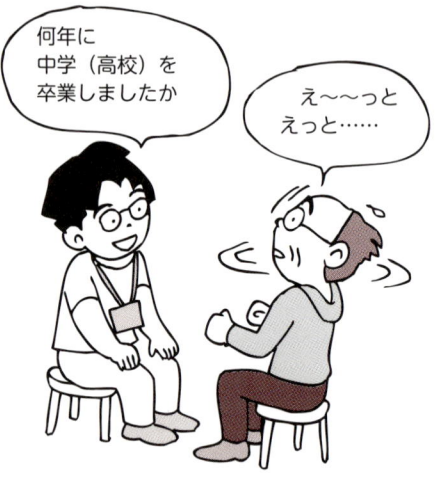

記憶の簡易評価の実施

2）失認・失行の評価

失行・失認簡易評価

a 失認

　各失認症の中で視覚失認は、絵や物品を見せられてもそれが何であるか答えることができません。一見すると「盲」のように見える場合もあります。しかし患者さんは、触覚、嗅覚及び聴覚の手掛かりがあれば、その物品の名前を発話することができます。失語症とよく間違われるので注意が必要です。以下では、失認の関連症状であり、比較的臨床でよく見られる**半側空間無視**の簡易検査を紹介します。(図：線分抹消、線分二等分、花模写検査)

課題内容	評価結果
(1) 線分末梢	可・不可
(2) 線分二等分	可・不可
(3) 花模写	可・不可

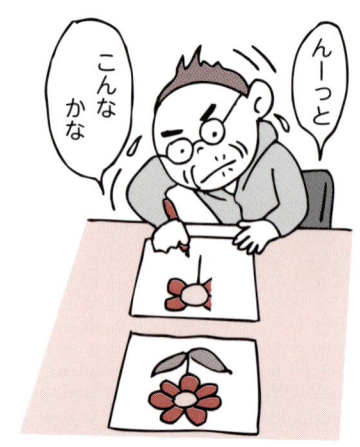

失認・失行の簡易評価の実施

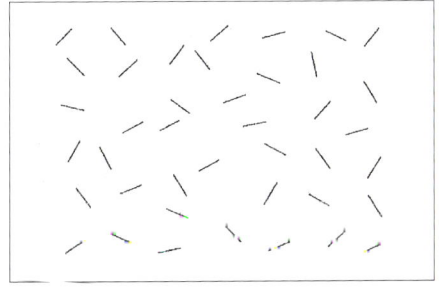
●「線分末梢検査」…40本ほどの線が書かれた紙を対象者の前に置く。「1本1本の線に、印をつけてください」と指示する。左半側空間無視の症状がある場合、検査紙の左側に書かれている線に印がつけられず、残ってしまう。
1本でも残ると異常である。

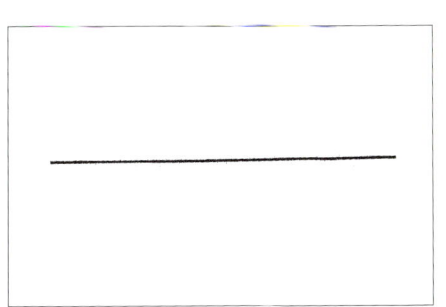
●「線分二等分」…20㎝程度の線が引かれた紙を置く。「線の左右の真ん中に印をつけてください」と指示する。
左半側空間無視の症状がある場合、線の真ん中の位置を示すことができず、右側にずれてしまう。

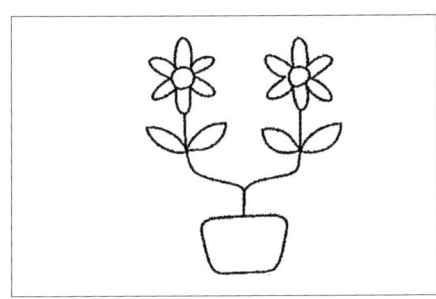
●「花模写」…左半側空間無視の症状があると、右側に描かれた花のみを模写し、左側の花が描かれない

これらの検査は、日常生活の自立度にかかわる重要な指標となる。

　まず、線分抹消課題は線がランダムに複数引かれている課題を全てチェックして消してしまう課題です。次に線分二等分課題はひとつの長い線の真ん中に、チェックする課題で、花模写課題は、花を書き写す課題です。ここでも、視力障害も認められないにも関わらず、どれか一つでも不可になればリハビリ導入を検討すべき対象者と考えます。

b 失行
　失行症の患者さんは、なぜか運動や動作や行為がうまくできないことを訴えないことが多いようです。さらに観念失行や観念運動失行は、実際の日常生活で自然な手掛かりが整っている状況（その動作や行為を引き起こす自然な手掛かりが多い場面）では出現しにくい場合もありますので検査までに至らないことも多く、細かな観察が大切になります。
　慣習的な動作（例：バイバイ、敬礼、おいでおいでなどの習慣的な動作）
　実際の物品なしに物品を使う動作（例：かなづち、のこぎり、かぎ等の道具の使用動作）
　一連の動作（例：魔法瓶、急須及び茶筒湯飲み茶わんが目の前にあるものとして、お茶を入れるための連続した系列的な動作）

課題内容	評価結果
（1）慣習的な動作	
「バイバイ」「敬礼」「おいでおいで」	可・不可
（2）物品を使用する真似の動作	
「かなづち」「ノコギリ」「鍵」	可・不可
（3）一連の流れの動作	
「ポットから急須に茶をいれ湯呑に茶を注ぐ動作の真似」	可・不可

　評価で、行うべき行為が理解されており、聴力、視力障害、麻痺等もなく不可の場合はリハビリテーション導入の対象者と考えます。

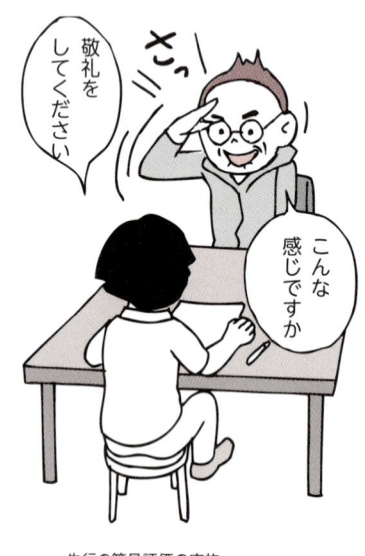
失行の簡易評価の実施

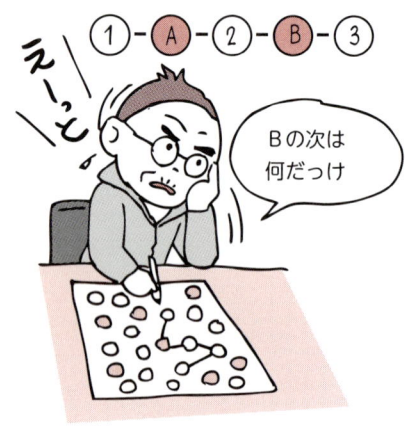
注意力の簡易評価の実施　の簡易評価の実施

3）注意障害の評価

注意力簡易評価

　注意障害は、新聞や本を読み続ける時など10分と集中力が持たず、効率が悪くなり、読み跳ばしてしまったり、会話をしていても内容は一貫性がなく、あちこちに飛んで脈力がなかったり、同時に複数のことを処理するのが困難になるなど、日常生活場面でもさまざまな問題を引き起こします。また日常生活場面でもよく観察される症状なので、以下では簡便に実施できる注意評価法を紹介します。

課題内容	評価結果
（1）数字文字つなぎ（TMT B）	可・不可
（2）仮名拾い	可・不可

　この評価で1つでも不可の場合は、リハビリテーションの導入を検討してください。なお、この2つの検査については、p.28～29に実際の検査紙を掲載しましたので、ご参照ください。

4）遂行障害の評価

遂行機能簡易評価

　遂行機能とは日常生活における様々な場面において生じる問題や課題に対して適切に反応し、それらを上手に解決していく能力であり、さまざまな**高次脳機能**を統合し活用しています。それらが障害されるため、日常生活場面で非常に目につき、注意障害とともに確認されやすい症状です。簡便に実施できる検査として語列挙課題を紹介します。語列挙課題は与えられた索引から脳内の意味記憶をサーチする能力（意味検索の流暢性）をみる検査で、特定のカテゴリー（動物、果物、家具等）に属する単語や特定の語頭音から始まる単語を制限時間内に可能な限り列挙させます。ただし、失語症ではないことが実施条件となります。

課題内容	評価結果
(1) 語列挙	
「動物の名前を7つ以上挙げてください」	可・不可
「あ」で始まる単語を5つ以上げてください	可・不可

どちらか一つでも不可であればリハビリテーション導入を検討してよい対象者と考えます。

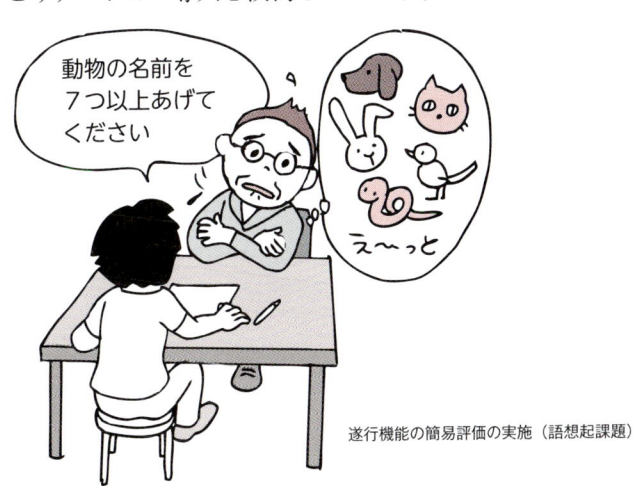

遂行機能の簡易評価の実施（語想起課題）

　以上、音楽リハビリの対象となる身体機能障害、言語障害、精神障害と高齢者の障害に関する評価法を概略的に説明しました。

付録　日常生活観察による注意評価スケール

1) 眠そうで、活力（エネルギー）に欠けて見える。
2) すぐに疲れる
3) 動作がのろい
4) 言葉での反応が遅い
5) 頭脳的ないしは心理的な作業（例えば計算など）が遅い
6) 言われないと何ごとも続けられない
7) 長時間（約15秒以上）宙をじっと見つめている
8) ひとつのことに注意を集中することが困難である
9) すぐに注意散漫になる
10) 一度に2つ以上のことに注意を向けることができない
11) 注意をうまく向けられないために、間違いをおかす
12) 何かする際に細かいことが抜けてしまう（誤る）
13) 落ちつきがない
14) 一つのことに長く（5分以上）集中して取り組めない

not at all	まったく認めない	0点
occasionally	時として認められる	1点
sometimes	時々認められる	2点
almost always	ほとんどいつも認められる	3点
always	絶えず認められる	4点

3）：麻痺のある場合には、そのことないしはその身体部位の動作の障害は除外ないしは差し引いて評価する
4）および5）：失語や認知症がある場合にも、それを含めて評価する（以上の注は原本にはなく、訳者らが追加した。また7）と14）の括弧内の時間は、原本の項目の意味を把握したうえで、訳者らで追加したものである。

数字文字つなぎ（TMT－B）

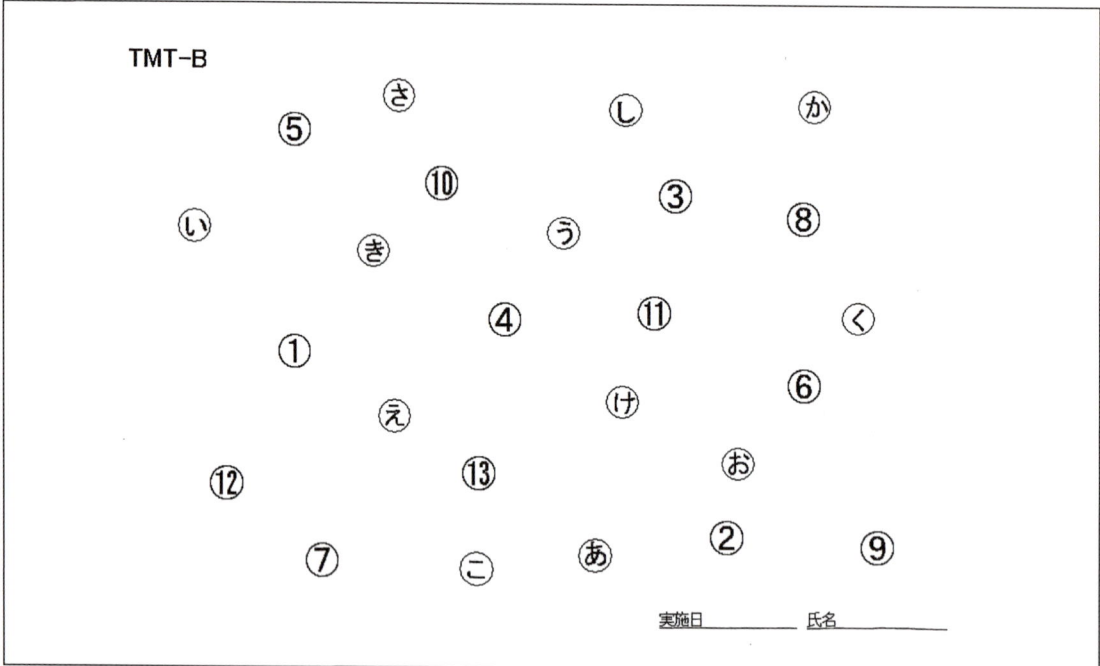

説明文

「この紙の上には数字が1から13までと平仮名が「あ」から「し」までバラバラに書いてあります。私が「はじめ」と言ったら、1－あ－2－い－3－う……と数字―平仮名の順に線でむすんでください」「まずは例題から……どうぞ」「それでは、やってみましょう。間違えないようにできるだけ早く行ってください、時間は2分間です。途中でまちがえたことに気づいたら、戻ってやり直しても構いません、それでは始めます」

仮名拾い

```
実施日　年　月　日　氏名_____

制限時間2分

次の文の中から、「あ・い・う・え・お」を拾い上げて、○を付けてください．
（なるべく速く，見落とさないように，物語文の内容も把握しながら）

　むかしあるところに，ひとりぐらしのおばあさんがいて，としをとってびんぼう
でしたが，いつもほがらかにくらしていました．ちいさなこやにすんでいて，きん
じょのひとのつかいはしりをやっては，こちらでひとくち，あちらで　ひとのみ，
おれいにたべさせてもらって，やっとそのひぐらしをたてていましたが，それでも
いつもげんきで，ようきで，なにひとつふそくはないというふうでした．
　ところがあるばん，おばあさんがいつものようににこにこしながら，いそいそと
うちへかえるとちゅう，みちばたのみぞのなかに，くろいおおきなつぼをみつけま
した．「おや，つぼだね．いれるものさえあればべんりなものさ．わたしにゃなに
もないが，だれが，このみぞへおとしていったのかねえ」と，おばあさんはもちぬ
しがいないかとあたりをみまわしましたが，だれもいません．「おおかたあながあ
いたんで，すてたんだろう．そんならここに，はなでもいけて，まどにおこう．ち
ょっくらもっていこうかね」こういっておばあさんは，つぼのふたをとって，なか
をのぞきました．
```

作業数		正答数		拾い落とし数		拾い誤り数	

説明文

「全部，平仮名で書いた「おとぎ話」があります．みなさんはそれを読んで，意味を読み取りながら，同時に「あ・い・う・え・お」の文字が出てきたら，出てきた度に，その文字に○をつけてください」制限時間は2分間です．読めるところまででかまいません．後で，内容に関する質問をしますので答えていただきます．はい，で始めてください」

質問例：ひとりぐらしはおばあさん？おじいさん？
　　　　貧乏でしたか？裕福でしたか？
　　　　元気でしたか？病気がちでしたか？
　　　　大きなツボでしたか，小さなツボでしたか等

なお、質問に関しては、対象者が読みすすめたところまでの質問にする。それが、すべて正答でOKとする。

これらの評価で1つでも不可の場合はリハビリテーション導入の対象者と考えて良いかと思います。なお結果は「数字文字つなぎ（TMT－B）」では、50歳代で200秒以下、60歳代以上で300秒以下を可とします。「かな拾い」では、60歳代で10個以上、70歳代で9個以上、80歳代で8個以上かつ意味把握がなされていることで可とします。

(記入例) **簡易 運動機能評価表**

(検査日)：平成 28 年 8 月 23 日

氏名：音楽 太郎	生年月日：昭和 18 年 2 月 3 日	年齢： 73 歳
性別：(男)・女　検査場所：音楽療法室		検査者　山田
(備考)　血圧が変動するので検査は状態を見ながら実施する		

A：筋力

課題	評価結果						
		男性			女性		
		良	可	不可	良	可	不可
立ち座り(10回) (秒数を測る)	40歳代	～7	8～10	11～	～7	8～10	11～
	50歳代	～7	8～12	13～	～7	8～12	13～
	60歳代	～8	9～13	14～	～8	9～16	17～
	70歳代	～9	(10～17)	18～	～10	11～20	21～

メモ
バランスを崩すこともなく、一定のリズムで実施可能であった。

B：筋持久力

課題	評価結果	
6分間歩行 (距離を測る)	メモ 特にふらつくこともなく、歩幅も一定であり、手のふり、歩行バランスともに良好であった。話しかけても特にリズムが乱れることもなかった。	400m 以上 (可)　不可

C：関節可動域

課題	評価結果	
①頭の後ろで手が組める ②背中の後ろ(腰の所)で手が組める	メモ 若干、可動域の範囲の制限は認めるが、かろうじて手を組むことは可能であった。ただし、2つの課題ともに手を組むときに関節の痛みを訴えられた。今後、セッションを実施する際に注意が必要と考える	①②とも (可)　不可

D：運動失調

課題	評価結果	
自身の人差し指で自身の鼻先と検者の指先を交互に触らせる。検者は1回ごとに指の位置を変える	メモ 日常生活場面でも運動失調の症状は認められなかったが、とりあえず課題は実施する。特に課題に対して問題は認めなかったが、高齢者特有の上肢の振戦が認められた。	(可)　不可

全不可数 (0) 個

（記入例）簡易 言語機能評価表

（検査日）：平成 28 年 8 月 3 日

氏名：	大塚 次郎	生年月日：昭和 10 年 6 月 28 日	年齢：	81 歳
性別：**(男)**・女	検査場所：音楽療法室		検査者	大塚
（備考）	高次脳機能障害、特に注意の持続障害も合併			

A: 構音障害　**(有)**・無

課題	評価結果
①頬をふくらませる	**可**・不可
②歯をカチカチと音がだせる	**可**・不可
③/パ/を連続してはっきりと１０回だせる	**可**・不可
④/マ/を連続してはっきりと１０回だせる	**可**・不可
⑤/タ/を連続してはっきりと１０回だせる	可・**不可**
⑥/サ/を連続してはっきりと１０回だせる	可・**不可**
⑦/カ/を連続してはっきりと１０回だせる	可・**不可**
⑧/パタカ/を連続してはっきりと１０回だせる	可・**不可**

メモ　　　　　　　　　　　　　　　　　　　　　　　　　　　　全不可数（ 4 ）個

舌の動きの範囲は、左右運動では、右の唇の口角に舌の先がつかない。また舌を挙上させると前歯の裏側に舌の先をつけることができない。舌を動かす速さも低下しており左右、上下連続運動ともかなり遅い。口唇、軟口蓋も動きは保たれている

B: 失語症　**(有)**・無

課題	評価結果
① 聴理解	
「口を開けてください」	可・**不可**
「左手を挙げてください」	可・**不可**
② 発話	
「この絵を説明してください」	可・**不可**
「野菜の名前を７つ以上あげてください」	可・**不可**
③ 復唱	
「デパートに買い物に行った」	可・**不可**
「雨なので散歩に行けません」	可・**不可**

メモ　　　　　　　　　　　　　　　　　　　　　　　　　　　　全不可数（ 6 ）個

構音障害に加え、失語症も合併している。聴覚的理解は短文理解は難しいが、単語レベルであれば可能である。発話も同様で単語の発話は可能であるが、それ以上になると難しい。復唱も単語レベルまでである。ただし、日常生活では状況の判断力が保たれており、病棟での看護師とのコミュニケーションは可能

（記入例）簡易　認知機能評価表

（検査日）：平成 28 年 8 月 25 日

氏名：	音楽　ヤス子	生年月日：	昭和 17 年 4 月 10 日	年齢：	74 歳
性別：男・**⊘女**	検査場所：音楽療法室		検査者　大塚		
（備考）	老人性難聴のためコミュニケーションでは補聴器が必要				

A：記憶障害　（**有**・無）

課題		評価結果
①即時記憶	「3・7・1・9・5」	**可**・不可
②短期記憶	「桜・猫・電車」	可・**不可**
③長期記憶	「中学もしくは高校を卒業した年は？」	可・**不可**
	「〈柔〉〈真っ赤な太陽〉〈川の流れのように〉を歌った昭和の女性歌手は？」	可・**不可**
	全不可数（　3　）個	

B：失行　（有・**無**）　/　失認症　（有・**無**）

課題		評価結果
①線分抹消		**可**・不可
②線分二等分		**可**・不可
③花模写		**可**・不可
①慣習的な動作	「バイバイ」「敬礼」「おいで、おいで」	**可**・不可
②物品を使用する真似の動作	「かなづち」「ノコギリ」「鍵」	**可**・不可
③一連の流れの動作	「ポットから急須に茶を入れ、湯飲みに茶を注ぐ動作の真似	**可**・不可
	全不可数（　0　）個	

C：注意障害　（**有**・無）

課題	評価結果
①数字文字つなぎ	可・**不可**
②仮名拾い	可・**不可**
全不可数（　2　）個	

D：遂行機能障害　（**有**・無）

課題		評価結果
①語列挙	「動物の名前を7つ以上あげてください」	可・**不可**
	「「あ」で始まる単語を5つ以上あげてください」	可・**不可**
	全不可数（　2　）個	

メモ　記憶障害に加え、注意障害、遂行機能障害が認められる。特に記憶障害では、即時記憶は保たれているが、短期記憶、長期記憶は刺激を繰り返して覚えさせようとしても学習効果が認められずかなり難しい。また病棟の生活でも薬の飲み忘れ、自身の財布の置き忘れ等認められ、他患とのトラブルもかなり多い。看護師によると病棟での生活は配慮も必要であるとのこと

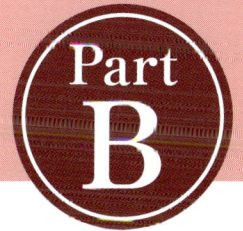

Part B
音楽リハビリの基礎

　Part Bでは、音楽リハビリテーションの実施にあたり、臨床現場で必要となってくる最も基礎的な音楽の知識および実践のための技術について概説します。

　能動的音楽リハビリテーションでリーダーに求められる音楽性は、美しい演奏で対象者に感動を与えることではなく、タイミング良い的確な声掛けと指示出し、そして対象者の呼吸とテンポに寄り添いながら、音を通じて対象者のリハビリへの意欲と行動を引き出すことです。音楽リハビリのリーダーは、常に目的を意識した音の使い手をめざします。

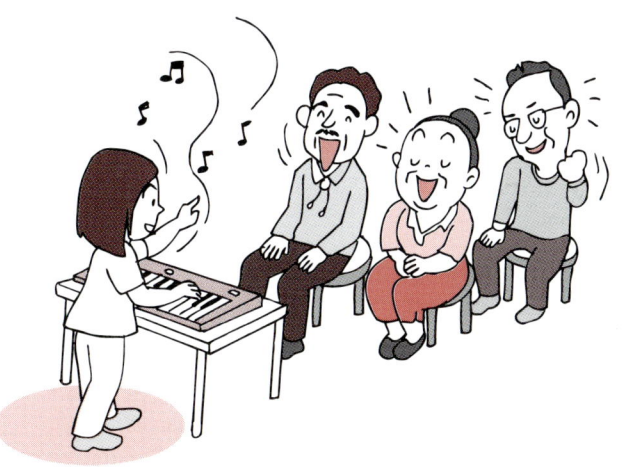

Ⅰ. 音楽リハビリに必要な音楽理論

1. 楽譜の知識

（1）譜表

　譜表は、五線に音部記号（ト音記号やヘ音記号など）を書き入れ、音符が読めるようにしたもので、冒頭にト音記号が書かれた五線譜を高音部譜表、ヘ音記号が書かれた五線譜を低音部譜表といい、それぞれ高音域と低音域を受け持ちます。ト音記号とヘ音記号を組み合わせた譜表を大譜表と呼び、広音域の音を表示することができます。ピアノやキーボードの楽譜でおなじみです。

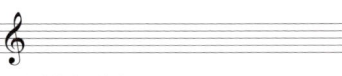

（2）音名

　音名は、音の高さを区別するための音の名前で、日本では「ハ・ニ・ホ・ヘ・ト・イ・ロ・ハ」で表しますが、一般的にはイタリア語音名の「ド・レ・ミ・ファ・ソ・ラ・シ・ド」が使われます。

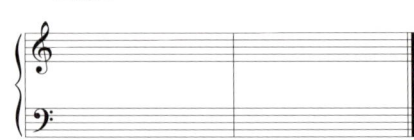

（3）変化記号

　変化記号は、音の高さを半音単位で上げたり下げたり変化させる記号です。半音をピアノの鍵盤で説明すると、鍵盤の隣り合う音同士の高さの間隔が半音です。1オクターブごとに鍵盤が12個並んでいます。オクターブには半音が12個あります。半音の音の高さを2つ足すと全音になります。ドとド♯の間隔が半音、ド♯とレの間隔が半音、ドとレの間隔が全音となります。

　変化記号には、シャープ、フラット、ナチュラル、ダブル・シャープ、ダブル・フラットがあります。

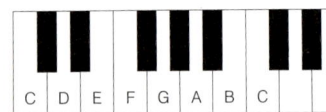

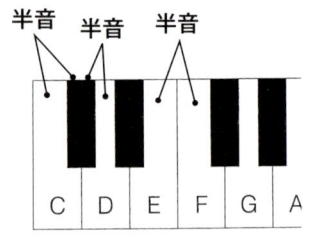

（4）調（キー）と調号

　調とは、何の音を主音としている音階でその曲ができているかを示すものです。例えば、「ハ（C）」音を主音とする長音階でできた曲を「ハ長調（C メジャー）」といいます。そして調号とは、その曲のどの音が主音になっているか、つまり何調の曲かを変化記号で表示したものです。

　ピアノの白鍵盤のみを使うハ長調やイ短調の調号には、変化記号はありません。その他の調ではすべて調号に♯または♭の変化記号が必要となります。

　ちなみにハ長調では、「ハ」の音から「全 - 全 - 半 - 全 - 全 - 全 - 半」の間隔で音を並べると白鍵の音のみで音階ができます。別の音から「全 - 全 - 半 - 全 - 全 - 全 - 半」の間隔で音を並べると、黒鍵が必要になります。調号はこの黒鍵の音を変化記号で表示したものになります。

調号一覧

　　　　　　　　　　　　ハ長調　　イ短調
　　　　　　　　　　　　C major　A minor

（♯系）

ト長調　　ホ短調
G major　E minor

ニ長調　　ロ短調
D major　B minor

イ長調　　嬰ヘ短調
A major　F♯ minor

ホ長調　　嬰ハ短調
E major　C♯ minor

ロ長調　　嬰ト短調
B major　G♯ minor

嬰ヘ長調　嬰ニ短調
F♯ major　D♯ minor

嬰ハ長調　嬰イ短調
C♯ major　A♯ minor

（♭系）

ヘ長調　　ニ短調
F major　D minor

変ロ長調　ト短調
F major　G minor

変ホ長調　ハ短調
E♭ major　C minor

変イ長調　ヘ短調
A♭ major　F minor

変ニ長調　変ロ短調
D♭ major　B♭ minor

変ト長調　変ホ短調
G♭ major　E♭ minor

変ハ長調　変イ短調
EC♭ major　A♭ minor

（5）和音

　和音（コード）とは、高さの違う2つ以上の音が重なりあって同時に響く音のことです。よく使われる和音は、1度（Ⅰ）、4度（Ⅳ）、5度（Ⅴ）、5度の7（Ⅴ7）の和音です。

　これをハ長調の和音を示すと次のようになります。和音はいつもこのような形（基本形）で出てくるのではなく一番低いベース音に何の音を置くかによって、さまざまな転回形とし

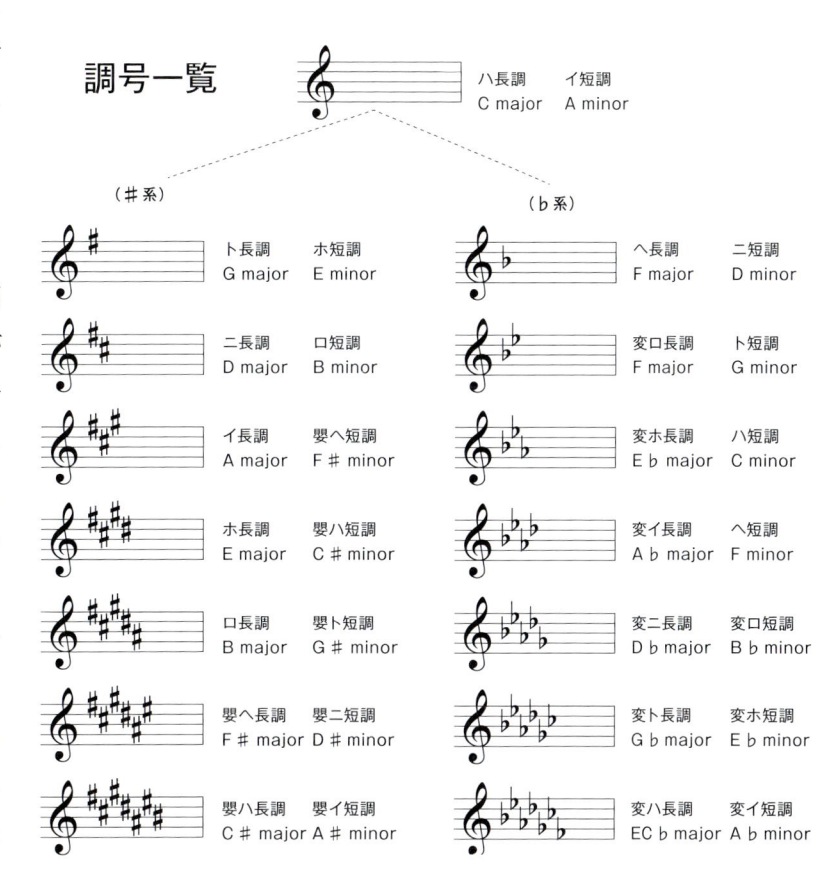

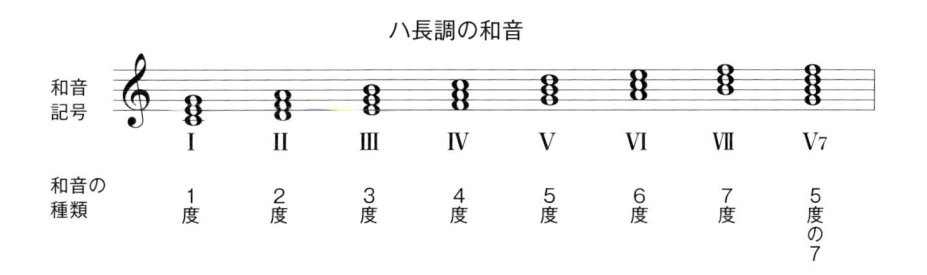

ハ長調の和音

和音記号	Ⅰ	Ⅱ	Ⅲ	Ⅳ	Ⅴ	Ⅵ	Ⅶ	Ⅴ7
和音の種類	1度	2度	3度	4度	5度	6度	7度	5度の7

3大機能のための50の音楽ゲーム集● 35

て出てきます。一般的に1度の和音の響きは、主音の性格を持ち、その調の中心となり安定感をもたらします。この1度の和音が曲の始まりや終始によく使われます。ギターやエレクトーンの演奏ではおなじみの、コードネームという和音を表す記号があります。ハ長調では、1度の和音はC、4度の和音はF、5度の和音はG、5度の7の和音はG7で表示されます。

（6）移調

　カラオケやギター伴奏などで「キーの高さを変える」といいますが、これが「移調」です。音階の基準になる「主音」を「キー」と呼ぶことから、移調は「キーを変える」と表現され、「CをGのキーで」とは、「C（ハ長調）の曲を5度高くしてG（ト長調）にする」ことで、曲全体の性格は変わりませんが、曲の音の高さが変わり異なる調になります。

　ギターを演奏する人にはおなじみの「カポタスト」（略称カポ）は、移調のための便利な機器です。例えば「Fm」のコードは1本の指で複数の弦を同時に押さえなければならず、初心者や手の小さい人には辛いのですが、カポを1フレットにつけることで、ギター全体が半音上げて調弦されるため、EmのフォームでFmを弾けるようになります。Fm → C# → D# → Fm というコード進行は、指づかいがむずかしく演奏しづらいのですが、カポを1フレットに付けることでEm → C → D → Em を弾けば実音でFm → C# → D# → Fmを演奏することができます。このようにカポタストを使うことで、難しい曲も簡単なフォームで弾けるようになります。

　ギター伴奏楽譜に「Original key Fm , capo 1 , play Em」という表示があれば、その意味は、「原曲キー（原調）はFm（ヘ短調）である。カポを1フレットにつけることによって、Emのキー（ホ短調）の指づかいで弾けます」ということです。

カポ転調早見表

key	Capo 1	Capo 2	Capo 3	Capo 4	Capo 5	Capo 6	Capo 7	Capo 8	Capo 9	Capo 10	Capo 11
C	C#(Db)	D	D#(Eb)	E	F	F#(Gb)	G	G#(Ab)	A	A#(Bb)	B
C#(Db)	D	D#(Eb)	E	F	F#(Gb)	G	G#(Ab)	A	A#(Bb)	B	C
D	D#(Eb)	E	F	F#(Gb)	G	G#(Ab)	A	A#(Bb)	B	C	C#(Db)
D#(Eb)	E	F	F#(Gb)	G	G#(Ab)	A	A#(Bb)	B	C	C#(Db)	D
E	F	F#(Gb)	G	G#(Ab)	A	A#(Bb)	B	C	C#(Db)	D	D#(Eb)
F	F#(Gb)	G	G#(Ab)	A	A#(Bb)	B	C	C#(Db)	D	D#(Eb)	E
F#(Gb)	G	G#(Ab)	A	A#(Bb)	B	C	C#(Db)	D	D#(Eb)	E	F
G	G#(Ab)	A	A#(Bb)	B	C	C#(Db)	D	D#(Eb)	E	F	F#(Gb)
G#(Ab)	A	A#(Bb)	B	C	C#(Db)	D	D#(Eb)	E	F	F#(Gb)	G
A	A#(Bb)	B	C	C#(Db)	D	D#(Eb)	E	F	F#(Gb)	G	G#(Ab)
A#(Bb)	B	C	C#(Db)	D	D#(Eb)	E	F	F#(Gb)	G	G#(Ab)	A
B	C	C#(Db)	D	D#(Eb)	E	F	F#(Gb)	G	G#(Ab)	A	A#(Bb)

このことをわかりやすくするために、別表に、**何フレットに「カポ」を付ければ「何の key（何調）」**の指づかいになるのか、または「カポ」を使用して**「もともとの key（原調）」**のまま演奏するためには、**「どの key で演奏（何調に移調）」**すればよいのかを表示しました。

2. 実践の知識

（1）音楽リハビリの種類

1）受動的な音楽リハビリ

　受動的音楽リハビリとは、音楽を聴かせて、主に気持ちをリラックスさせる効果をもたらす手法で、思い出の曲やクラッシック音楽などを聴かせることによって、精神を安定させます。対象者の状態と気分に応じて楽曲の性格、テンポ、音の大きさなどを考慮して、対象者の状態とほぼ「同質」の音楽を与えることが重要とされています。

2）能動的な音楽リハビリ

　能動的な音楽リハビリとは、リハビリテーションを受ける対象の方と実施者が一緒に歌を歌ったり、楽器を演奏したり、リズムに乗って手足を動かしたり、音楽の歌詞やメロディーからイメージを広げたりことばを想起したりといった積極的なかかわりを伴う行動的な手法です。実際に体を動かすことで、身体能力の向上や運動機能の回復にも用いられるもので、**本書で扱う音楽リハビリは、ほぼこの能動的リハビリ**といえます。

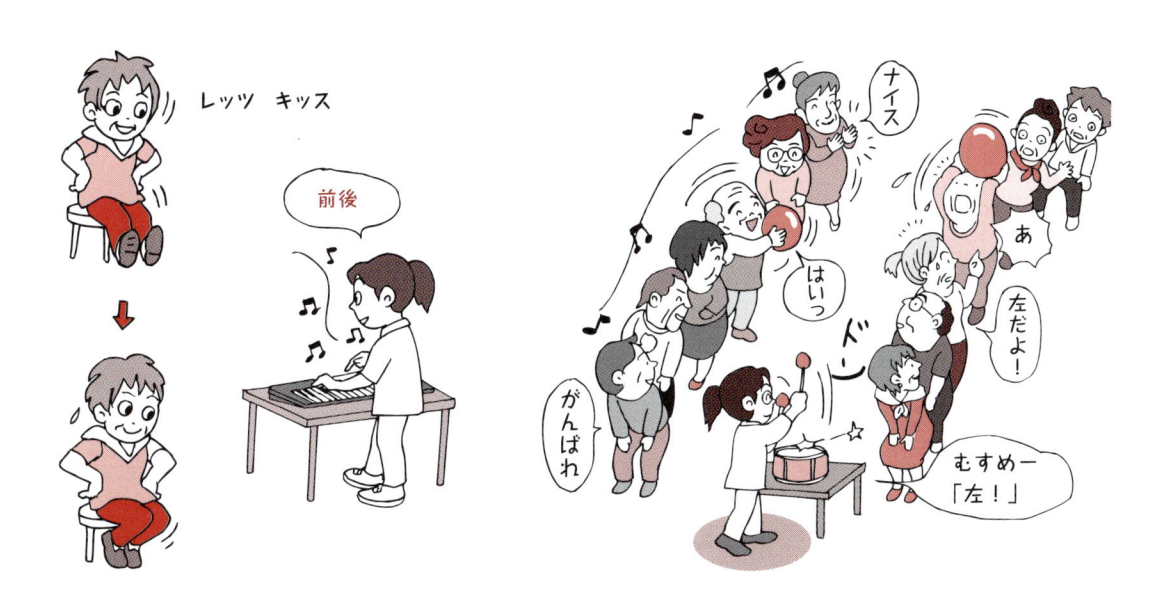

　参加者によっては、積極的に歌ったり身体を動かすのが苦手で、ただ集団の中に一緒に居て

聴くだけ、という方もいます。その場合でも、能動的リハビリの様子を傍らで見て伝わってくるもの、同じ空気を吸って何かを感じることには意味があり、知らず知らずのうちに心身は反応しています。これは、単に耳から音楽を聴取するだけの受動的リハビリとは異なるものです。**一見して無反応の参加者が、必ずしも能動的リハビリへの参加を拒んでいるわけではないことに配慮していただきたいと考えます。**

（2）音楽リハビリの形態

1）個別音楽リハビリ

身体的問題や心理的問題の状態によっては集団での合奏や合唱などに参加できない対象者もいます。そのような方には個別活動を実施します。ベッドサイドでのリハビリなど、個々の症状、成育歴、音楽歴、ニーズ等を考慮しながら、きめ細かい対応が可能となります。

2）集団的音楽リハビリ

合奏や合唱では必然的に集団的活動になります。5人以下の小集団から20人以上の大集団まで、いろいろな集団で構成されることもあります。集団での音楽リハビリの目的には、ストレス発散、気分転換、社会性や協調性の回復と促進、身体・精神機能の回復などがあります。

Ⅱ. 音楽リハビリに必要な実践技術

（1）ソルフェージュ

ソルフェージュとは「楽譜の読み書き」、つまり楽譜を読んで実際の音で演奏し、また実際の音を楽譜に書き表す力の両方をさします。いわゆるソルフェージュができるようになると、楽譜に書かれている音楽を正しく読み取れるようになり、どのように演奏したら良いのかがわかるようになります。また読譜が素早くできるため、曲の全体像をすぐつかむことができるようになります。

耳から聴いた曲のメロディーやリズムや和音を覚えて、音にすぐ再現できること（「耳コピー」と呼ばれます）は大切ですが、それを楽譜に書いておくことは、さらに望ましいことです。

例えば対象者がふと自分の思い出の曲などを口ずさみ始めた、しかし最後まで歌えない、けれどもそれを続けたいという場合に、

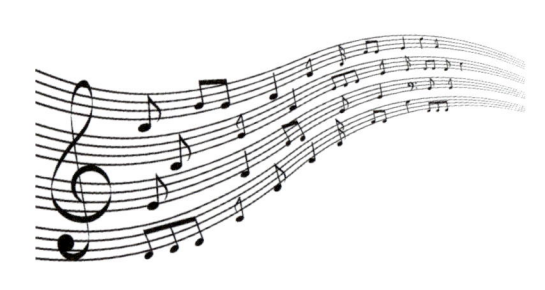

傍らで的確なメロディーを付加して、対象者の口ずさむ曲を完成させてあげる必要がありますし、的確な和音をつけて曲のイメージを補強してあげる必要も出てくるかと思います。そのような場面で、ソルフェージュの力があると、**口ずさんだ曲を楽譜にメモすることができるため、記録情報として視覚的に曲を見直し、曲の展開を検討することができます。**

　音楽は、その場で消えてなくなる再現性のないものとしてではなく、**次回のリハビリで再度使えること、多職種や関係者に申し送ることのできる記録情報にしておくこと**が、音楽リハビリでは非常に重要になってきます。このようにソルフェージュの力は、現場で活きてくるものです。

（2）作曲・編曲

　臨床場面では対象者や参加スタッフが作成したオリジナルの詩や即興詩に、メロディーや和音をつけることもよく見られます。曲のアレンジや移調などが可能となれば、提供する楽曲のレパートリーも広がり、対象者の選択の幅も広がるでしょう。

（3）伴奏技術

　まずは、伴奏でよく使用される楽器、例えばピアノ、キーボード、ギター、オートハープ等で、馴染みのシンプルな童謡・唱歌、流行歌などを基本的なコード進行で演奏できる必要があります。その後、移調して応用演奏ができることを目標とします。さらには、簡単なメロディーに即座に和音（コード）を付けられるような技術があると、臨床場面での展開がさらに広がります。

キーボード以外の伴奏楽器

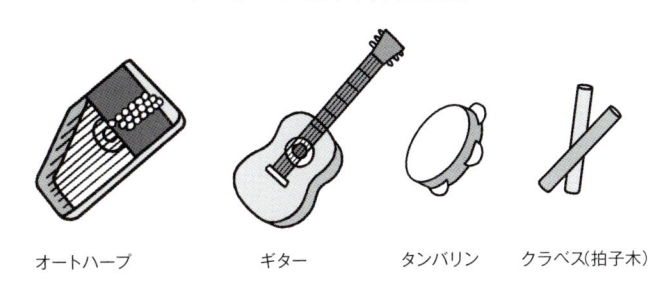

オートハープ　　ギター　　タンバリン　　クラベス（拍子木）

　ただし、それよりも重要なことですが、**音楽リハビリでの伴奏とは、対象者が歌いたい気持ちになるように、また声が出やすくなるように音で支援すること**です。広義には、対象者の気持ちや呼吸のタイミングを読んで、「音で合いの手を入れる」。これが伴奏の基本です。

　したがって、仮にギターやキーボードでコードを伴った美しい演奏が完全にできなくても、**手拍子ひとつ、または口三味線ひとつで対象者をその気にさせることはできますし、太鼓ひとつでも絶妙なタイミングで打ち鳴らされれば、それは立派な伴奏**です。

　本書のリハビリ・ゲームの中で、リーダーが使う太鼓やタンバリンや、「せーの、ハイ！」という掛け声は重要な合いの手であり伴奏です。これがないと対象者は次に進むことができません。これが伴奏の第一歩であることをご確認いただきたいと思います。

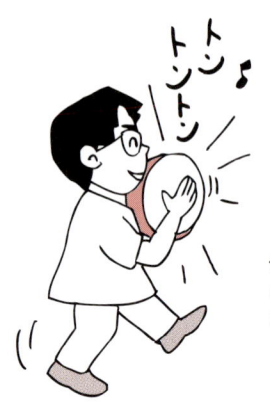

伴奏は、対象者に向かって音を伝えることが基本です。手元の楽譜を見ている余裕はありません。

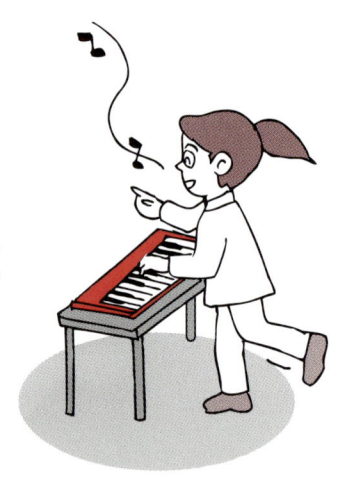

（4）発声と歌唱技術

　音楽リハビリでは、まず対象者に聴き取りやすい発声が最優先されます。何を歌っているのか歌詞が聞き取りにくいようでは歌詞の意味も伝わらず、対象者が歌詞からさまざまなイメージをふくらませたり、過去を回想することもできません。併せて対象者に不快感を与えないような発声も必要と考えます。さらに、その環境に応じた声量と響き力を調整できればより好ましい発声になるかと思います。

（5）音響機器操作技術

　近年はさまざまな音響設備機器が各メーカーから発売されています。マイク、ミキサーを含むPA装置はあらゆる現場で使用されています。基本的なPA装置のセッティングはぜひ独力でできるようになる必要があります。当然、音楽リハビリの実施する環境も対象者もさまざまなので、それに合わせたPA装置のコントロール技術も必要となります。また電子楽器、特に電子キーボードは最近の施設ではほとんど常備してありますので、基本的な操作方法は習得しておく必要があるかと思います。

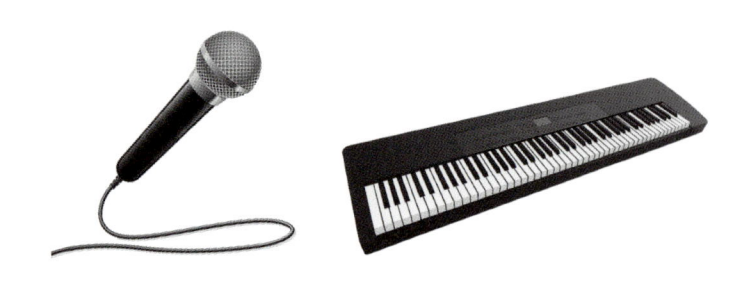

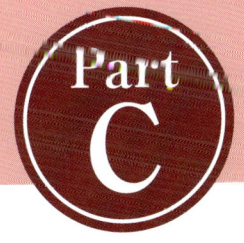

Part C
音楽リハビリの実際

　Part C のⅠでは、音楽リハビリの依頼を受けてから開始までの道筋と、実施の流れのプロセスについて概説します。対象者の「問題点の抽出」をどのように行うか、また「目的」をどう設定するか、そして「初期評価」と「再評価」を常にフィードバックしながら、プログラムに調整・修正を加えて、再検討する必要を説いています。

　Ⅱからは、目的を「運動」「言語」「認知」の各機能の向上に大別した具体的なリハビリの手法50例を紹介しています。巻頭（表紙裏）に、50例のそれぞれの目的を一覧できるように示しました。ぜひご活用ください。

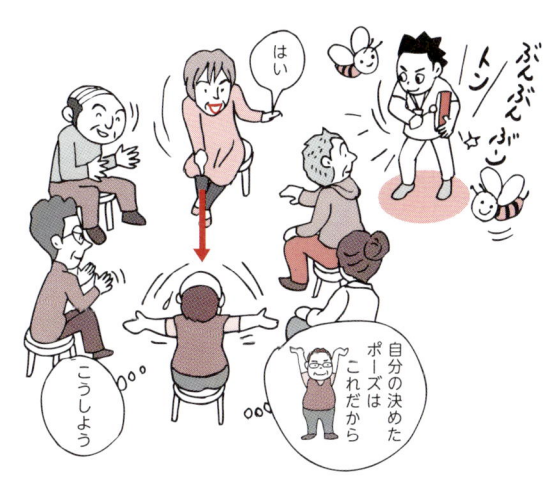

Ⅰ. 音楽リハビリの流れ

基本的な流れは、音楽リハビリテーションも一般的なリハビリテーションと同様の流れになります。この章では大まかにその流れを説明したいと思います。

（1）全体的な流れ

リハビリの依頼から終了まで

依頼から終了までの流れを図で示しました。

基本的には依頼書を受理した後、面接をし、初期評価を行う、問題点を抽出する、目的を設定する、プログラムを立案する、音楽リハビリを実施する、再評価を行うという一連の流れで治療を進めます。

```
依頼書の受理
    ↓
   面接
    ↓
  初期評価    初期評価はあくまで予測にすぎない
    ↓
 問題点の抽出
    ↓
  目的の設定
    ↓
 プログラムの立案
    ↓
 音楽リハビリの実施
    ↓
   再評価        調整・変更・再検討
    ↓
   終了       終了に至るまで再評価と再検討を繰り返す
    ↓
  最終評価
```

ここから下のフィードバックのプロセスを積極的に行う

（2）それぞれの項目

1）面接・評価

「初期評価」は、対象者と面接等を実施し、障害に応じた必要な検査等を実施します。障害の説明と評価に関してはPart Aの章でも紹介しました。特に評価の場合は、それぞれの専門のセラピストに評価を依頼し、その結果を治療の情報として提供していただく場合、または自身で検査を選択して実施し、必要な情報を得る場合、この両方の可能性があると思います。いずれにおいても、リハビリ・メニューを考えるための重要なデータとなります。

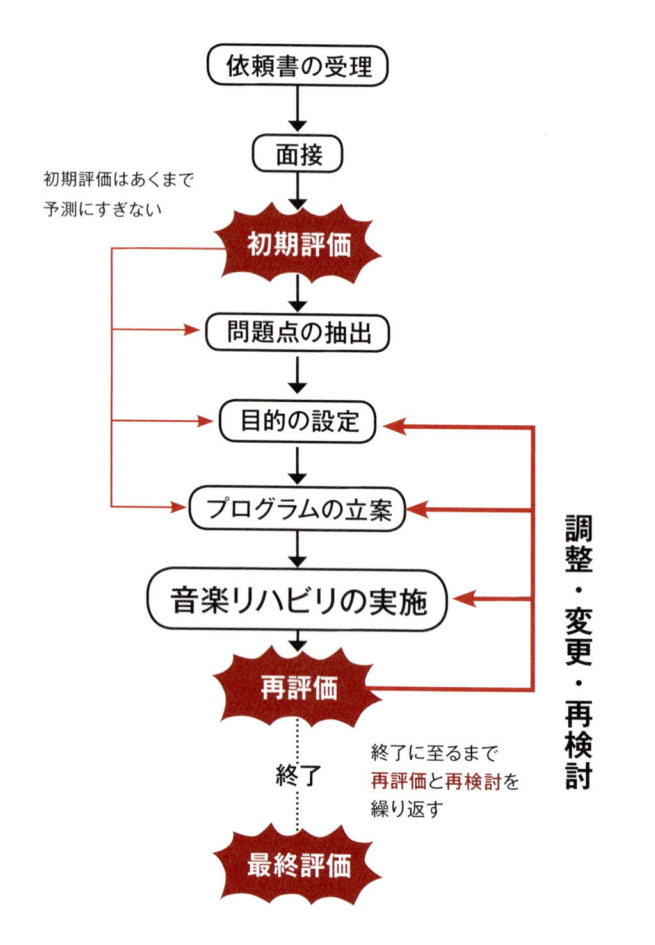

2）問題点の抽出

次は、面接して、評価した結果をもとに、対象者の問題点を抽出します。

問題点は、大きく分けて**身体的な側面、言語の側面、認知の側面、心理の側面、社会**

性の側面から考えます。

　ここでは、対象者のQOLに一番問題をもたらしているものは何かによって、問題点の順位づけをします。当然、同じ障害であっても、対象者の重症度は異なりますので、問題点も当然異なってきます。例えば、高次脳機能障害で注意障害が問題点として挙げられた場合、軽度の障害から重度の障害まであり、それによって抽出される問題点も若干異なってきます。問題点が異なると、当然リハビリ全体の目標も、音楽リハビリの内容も異なってきます。ちなみに本書のPart Cで扱った音楽リハビリの方針では、同じ障害であれば「難易度のアレンジ」という方法により、重症度が異なる方にも可能なかぎり対応できるようにしています。

3）目標の設定

　音楽リハビリの目標を考える場合、大きな視点で考えれば、QOLの向上が大きな目標となります。そのために、身体機能や認知機能を向上させる、心理的な安定を目指すなど具体的な方法を段階的に考えて行くという流れになります。

　今回はPart Aの章で対象となる機能障害の身体的機能、言語機能、認知機能に関しての説明をしましたが、それぞれが重なる部分があるにせよ、どの機能を向上させることを目標にするのかを整理して決定します。それに関しては、対象者および家族のニーズや治療者の考えが色濃く反映されます。

4）プログラム立案

　音楽リハビリには、形態として集団的な方法と個別的な方法があることを前記しましたが、まずその形態、頻度、一回の時間、参加するメンバーを検討します。当然、治療目的によって、個別と集団どちらか、もしくは両方を用いたほうが良い場合もありますので慎重に検討します。

5）音楽リハビリの実際

　ここでは高齢者のための集団音楽リハビリのセッション例を紹介したいと思います。

- **対象者**　軽度認知症　10名程度
- **頻度**　　3回／週
- **時間**　　40分　PM13：00〜13：40
- **参加音楽リハスタッフ**　3名
- **実施場所**　3階　娯楽室
- **使用楽器**　ポータブルキーボード

【プログラム・メニュー】　　（メインとなる活動は 7. の「音楽リハビリ」です）

1. 挨拶　　本日の日付・曜日・季節を問う
   ・「きょうは何の日」（歳時記、暦、イベント、社会の話題から）
   ・季節の話題
   ・時事ニュース

2. 鑑賞　　季節を感じさせる曲
   ・季節の話題に関連した曲を演奏し、聞いていただく

3. 発声練習　　音楽構音体操を実施

4. 歌唱　　よく知られた歌を歌う（季節に関した歌を歌う）
   歌唱後、歌の中味を中心に話題を提供し、過去を回想してもらいながら話を聞きだしていく

5. 体操　　ストレッチおよび足踏み体操　　音楽に合わせて身体を軽くほぐす

6. リズム合奏　　簡単な曲を使い、小物楽器を用いて自由に鳴らす

7. 運動機能、言語機能、認知機能の維持・向上のためのゲーム感覚の音楽リハビリ実施

8. クールダウン　　気持ちを静める　　きょうの音楽リハを振り返る

9. 挨拶　感想を聞く

【目的】（前記 1. ～ 9. の各活動のねらいです）

1. 見当識の確認
2. リラックスさせ心理的安定を図る
3. 心肺機能の低下や構音器官運動機能低下を防ぐ
4. 心肺機能の低下や構音器官運動機能低下を防ぐ。長期記憶の活性化
5. 身体の柔軟性をはじめとする身体機能の維持、向上を図る
6. 楽器をならすことによりストレスの軽減を図るとともに　協調性・社会性を意識させる
7. それぞれの目的に準ず
8. クールダウン
9. 社会性を意識させる

6）再評価

　「再評価」は一般的に音楽リハを実施後2〜3ヵ月経過後等、治療期間の節目節目に実施したり、活動を振り返ってみて、新たな活動の導入を検討する必要性が生じたり、目標を変更しようとする場合に実施します。

　基本的には「**初期評価**」時に実施した検査を再度実施してその変化を比較し、その結果により問題点を再度抽出しプログラムを再検討します。そして活動の終了時には「**最終評価**」を行います。

　この「**初期評価**」←→「**再評価**」のあいだの往き来（可逆性）がきわめて重要です。一度設定したものを変更することは誤りなのではなく、むしろ積極的に認められるべきことです。いつでも、観察、活動の振り返り、検討、調整、変更、再設定の流れを余裕をもってフレキシブルに行える態勢が作られるべきでしょう。

　初期評価にも再評価にも「絶対」はありません。その点を肝に銘ずべきと考えます。

II　各機能障害別 音楽リハビリの実際

　さて、前記の【プログラム・メニュー】において、7番目の「**運動機能、言語機能、認知機能の維持・向上のためのゲーム感覚の音楽リハ**」がプログラムのメインとなります。このリハビリの具体的内容をご紹介することが、本書の目的のひとつでもあります。この機能の維持・向上のねらいをもったリハの内容は、対象を誰に、目的をどう設定するかによって多岐にわたる手法が考えられます。その中から代表的な50例を選び、次ページからご紹介します。

運動機能編
介護予防の視点から

高齢者になると、上肢・下肢等の筋力が低下し、可動域も狭くなって微細な動きも難しくなるなど、日常生活のあらゆる場面で行動の制限が認められるようになります。以下からの課題ではこれらの問題点を克服するために上肢・下肢の動きを用いた音楽リハビリを中心に紹介します。

運動機能編 リハビリ・ゲーム 1

あいうえたたき

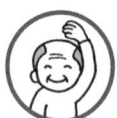

主目的 上肢の可動域の拡大

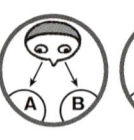

副目的 注意の転導能力・注意の分配能力の向上

準備
人数：1人以上
使用楽器：叩いて音の出る小楽器（鈴、鳴子、ミュージックベルなど）、キーボードやギター等（伴奏用）
使用物品：竿、物干し台（ホームセンターなどで売っているもので可）凧糸、バチ、イス、かな文字カード（「あ」～「お」の文字が1文字が書いてあるカード）

導入トーク
今から〈赤とんぼ〉を弾きます。みなさんは歌詞で歌わずに、ボードに書いてあるように「♪あ・い・う・え・お」に変えて歌ってください。その時に同時に文字カードを見て、歌っている音と同じ文字が貼ってある楽器を叩いてください。

手順とルール
① それぞれの楽器に凧糸を結びつける。糸の長さは一定にせず長～短さまざまな長さにする。
② ①で準備した楽器を竿に吊るし、あ・い・う・え・おのカードをそれぞれランダムに貼り付ける。
③ リーダーは伴奏をしながら〈赤とんぼ〉を♪「あ」～「お」の音で歌って見本を示す。
④ 吊ってある楽器の前に座った参加者に、バチを渡す。
⑤ 参加者はもう一度♪「あ」～「お」の音で歌う。
⑥ リーダーは参加者に歌っている「あ」～「お」と同じ文字カードの楽器を叩くように促す。

ゲーム性　点数をあらかじめ決めておき（例：持ち点10点）、間違えた時に減点する。

難易度アレンジ

♥
・伴奏スピードを遅くする
・「あ～お」の切り替えタイミングを長く設定する
・「あ・い・う」の3音だけにして歌う（楽器の種類も3種類）
・「あ～お」を歌わせないで、楽器叩きのみとする

♥♥♥
・伴奏スピードを上げる
・「あ～お」の切り替えのタイミングを短く設定する
・使用する50音を増やす

イメージ

夕焼け小焼けの
赤とんぼ
負われて見たのは
いつの日か

使用曲
赤とんぼ
詞：三木露風
曲：山田耕筰

（2回目は1小節ごと切り替える）

音楽リハビリのポイント

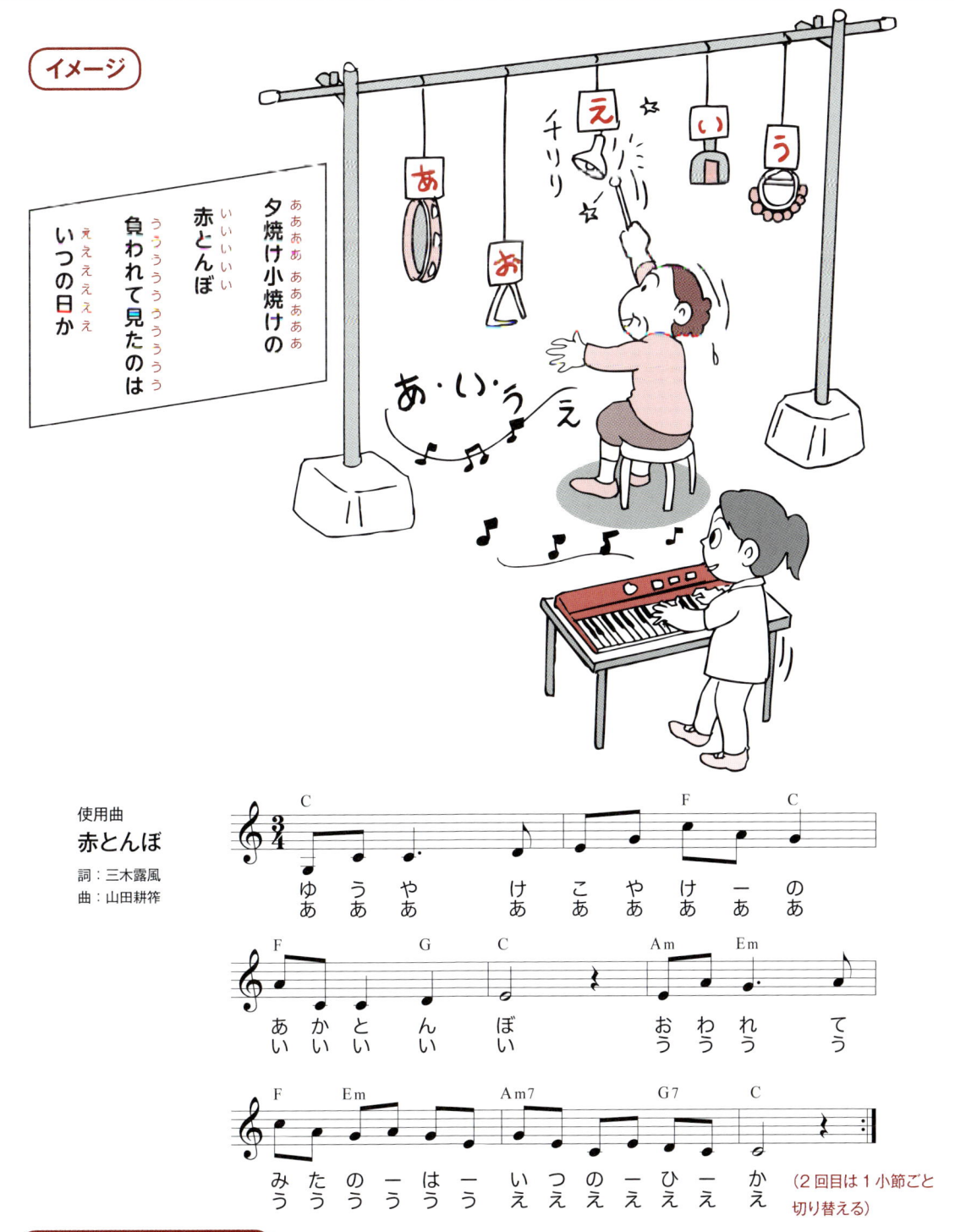

- バチを持って楽器を鳴らすことにより、自然に腕を左右・上下の方向に伸ばすことになる。
- 同時に口も動かすことで、視覚・聴覚・触覚・口腔機能・上肢運動を連動させることになる。
- 「あ」～「お」の音の切り替えのタイミングは適宜調整して設定する。
- 上肢の動きの範囲に制限がある方は、ひもの長さを調整する。

運動機能編

運動機能編
リハビリ・ゲーム 2

さいたちった！

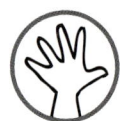

主目的 手指の可動域の拡大

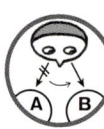

副目的 短期記憶力の向上
注意の持続能力・
注意の転導能力の向上

準備
人数：1人以上
使用楽器：キーボードやギター等（伴奏用）
使用物品：ホワイトボード、マジック（ホワイトボード用）

導入トーク

今から〈バラが咲いた〉を歌います。ただし「バラ」の部分と「咲いた」の部分の歌詞を変えて歌います。歌詞は♪「バラが咲いた」「バラが散った」「ユリが咲いた」「ユリが散った」の4種類です。歌詞に合わせて異なる動作をします。「バラが咲いた」は両手をパーにします。このフレーズが続く間は、両手パーを続けます。次の「バラが散った」は両手をグー、「ユリが咲いた」は右手がパー、左手グーです。最後に「ユリが散った」は、左手パー、右手はグーです。順番に歌いますので、まずは歌詞と手の動きを覚えてください。

手順とルール

① 最初は歌詞と手の動きをホワイトボードに書く（右図）。
　　♪「バラが咲いた」→ **両手パー**
　　　「バラが散った」→ **両手グー**
　　　「ユリが咲いた」→ **右手パー、左手グー**
　　　「ユリが散った」→ **左手パー、右手グー**
② 参加者が記憶したようであれば板書を消す。
③ リーダーは歌いながら、歌と動きの説明をする。
④ 1フレーズごと動作を行いながら歌う。
⑤ 慣れてきたら、1フレーズごとに順番を入れ替える。
　（例：「バラが咲いた」→「ユリが咲いた」→「バラが散った」→「ユリが散った」等）

ゲーム性　点数をあらかじめ決めておき（例：持ち点10点）、間違えた時に減点する。

難易度アレンジ

♥ ・伴奏スピードを遅くする
　・花の種類と手指の動きを減らす
　　（例：右と左の異なる動きを省略する）
　・ボードに書いたルールを消さずに残す

♥♥♥ ・伴奏スピードを上げる
　・花の種類と手指の動きを増やす
　　（例：チョキ等を入れる）

|イメージ|

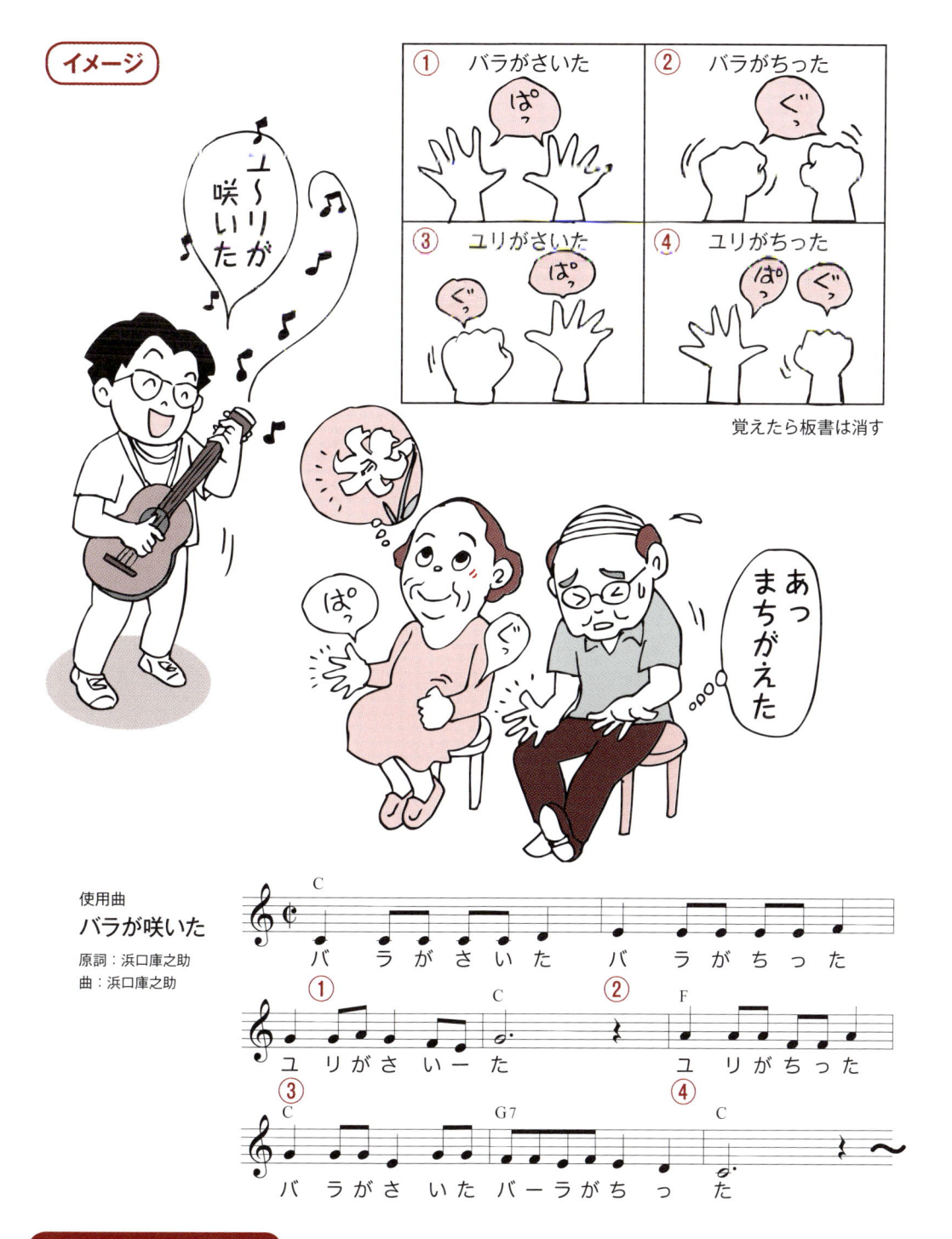

① バラがさいた	② バラがちった
③ ユリがさいた	④ ユリがちった

覚えたら板書は消す

運動機能編

使用曲
バラが咲いた
原詞：浜口庫之助
曲：浜口庫之助

音楽リハビリのポイント

- 4種類の手指の動きのパターンを歌詞内容とセットで記憶し連動させることになる。
- 視覚・聴覚・手指運動・短期記憶力を同時に使うことができる。
- 利き手でないほうの手指は、切り替えに時間を要するので、始めは丁寧に行うことが望ましい。
- 上肢の動きの範囲に制限がある方は、手の開閉のスピードを調整する。

運動機能編
リハビリ・ゲーム 3

まわしてふんで

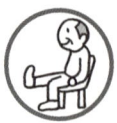

主目的 下肢の可動域の拡大

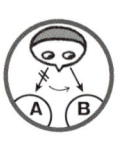

副目的 注意の持続能力・注意の転導能力の向上

準備
人数：1人以上
使用楽器：キーボードやギター等（伴奏用）
使用物品：1, 2, 1, 2と記入した大判用紙（模造紙）×参加人数

導入トーク
今から〈むすんでひらいて〉を歌います。足元の紙には「田の字」のマス目に数字が書かれています。歌に合わせてその数字と同じ回数を、足で踏みます。時計回りに足を動かします。

手順とルール
① それぞれの参加者の前に大判用紙を置く。
② リーダーは曲と動作を説明する。
③ 左右どちらの足で始めるか決めてから、1→2→1→2の回り順にその回数を足で踏む。
④ 回数と歌詞とマス目の関係は、♪ 1＝む　2＝すん　1＝で　2＝ひら　で一周する。
二周目以降は 1＝い　2＝てー　1＝を　2＝うって　1＝む　2＝すんで　1＝え　2＝まーたひ　1＝らい　2＝てー　1＝を　2＝うって〜　と続く。

ゲーム性　点数をあらかじめ決めておき（例：持ち点10点）、間違えた時に減点する。

難易度アレンジ
♥ ・伴奏スピードを遅くする
♥♥♥ ・伴奏スピードを速くする
・踏む回数を増やす（1→2→3…など）
・歌いながら足を動かす
・時計回りの逆回りに足を移動させる
・マス目を見ずに、マス目の数の通りに足を踏み移動させる

音楽リハビリのポイント
● 大判用紙の大きさを変化させることにより、下肢の関節可動域の調整練習にもなる。
● 聴覚・視覚・発声・下肢運動を連動させることができる。
● 利き足でないほうは丁寧に行う。
● 1→2→1→2の足踏みと移動に、歌いながらの動作を加えるとよい。
● 下肢の動きの範囲に制限がある方は、動きの範囲を考慮する。

イメージ

運動 機能編

| 2 (ひら) | 1 (む) |
| 1 (で) | 2 (すん) |

むすんで・・ひらいて〜

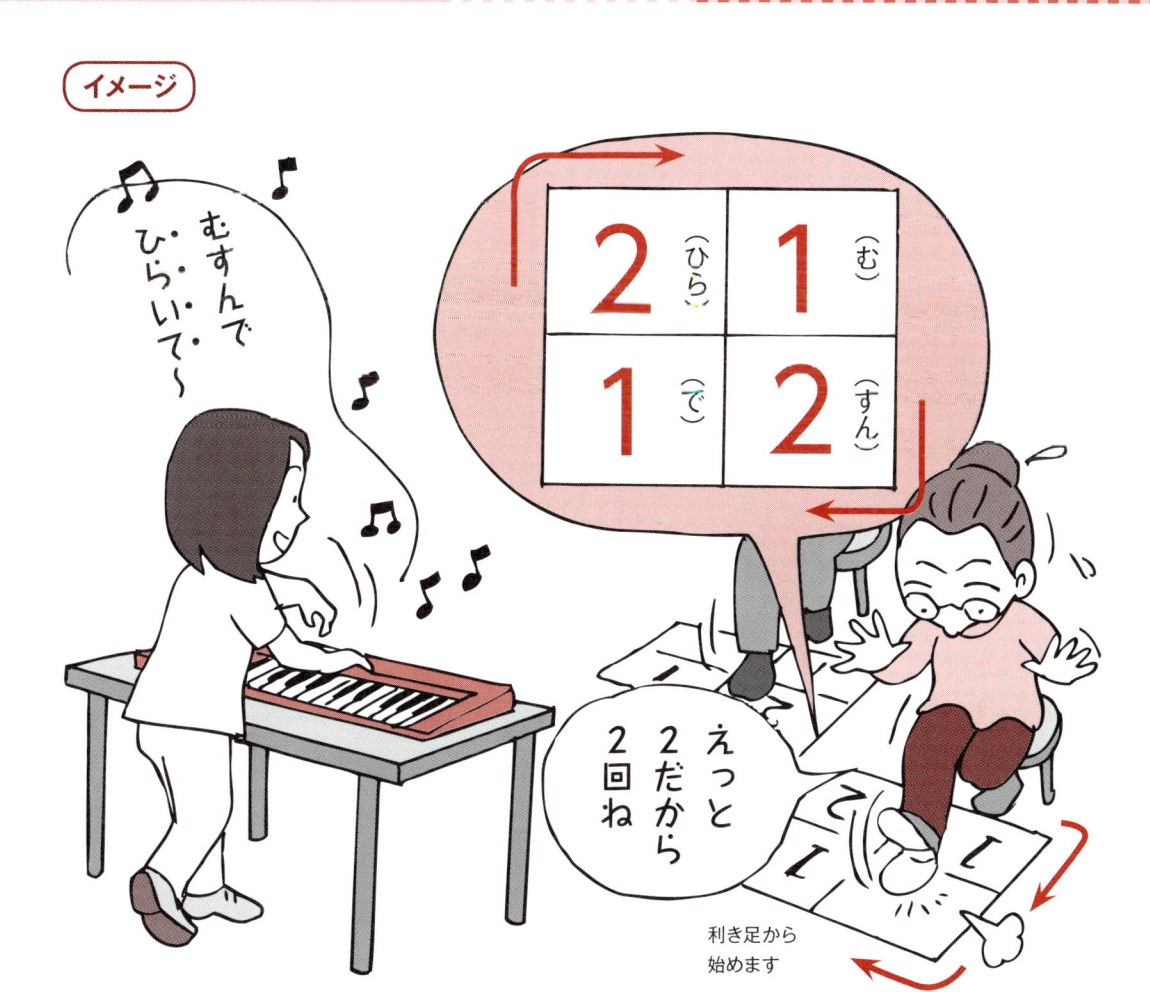

えっと 2だから 2回ね

利き足から 始めます

使用曲
むすんでひらいて
詞：不詳
曲：ジャン＝ジャック・ルソー

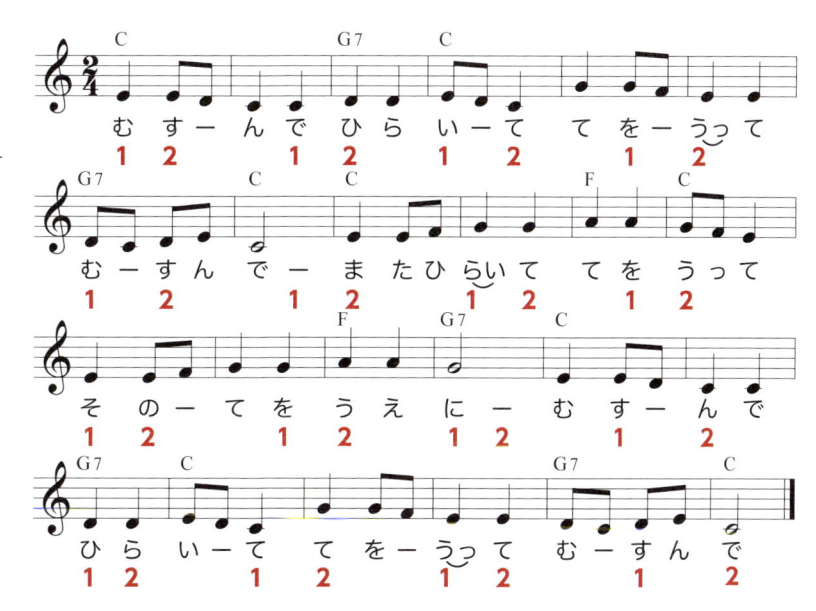

む すー ん で ひら いー て て をー うって
1 2　　 1 2　　 1 2　　 1 2

むー すん でー また ひらいて て を うって
1 2　　 1 2　　 1 2　　 1 2

そ のー て を うえ にー むー すー ん で
1 2　　 1 2　　 1 2　　 1 2

ひら いー て て をー うって むー すん で
1 2　　 1 2　　 1 2　　 　 2

3大機能のための50の音楽ゲーム集　51

運動機能編
リハビリ・ゲーム
4

カンカンボールまわし

主目的 上肢の可動域の拡大

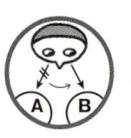

副目的 注意の持続能力・注意の転導能力の向上

準備

人数：10人以上×2チーム （チーム対抗ができるように）
使用楽器：キーボードやギター等（伴奏用）
使用物品：ビーチボール2個、太鼓またはタンバリン

導入トーク

　今から2チームに分かれてボール回しをします。〈銀座カンカン娘〉の歌に合わせて私が太鼓を叩きますので、そのリズムに合わせて後ろの人にボールを渡していきます。そして途中で、私が「上！」、「右！」、「左！」、「逆！」、「下！」など掛け声を入れますので、それが聞こえたら、渡し方をその指示のように変えてください。

手順とルール

①参加者をタテ1列に並行して並ばせる。
②リーダーはボールの渡し方と声かけのタイミングを説明する。
一番前の人から、後ろの人に向かってボールを送る。
「上！」は頭の上で渡す。**「下！」は股の間**から渡す。**「右！」は体の右側**から渡す。
「逆！」は往復する。開始は**「上！」**から行う。本番の前に準備練習する。（渡）のところで渡す。

「上！」♪あの娘（渡）かわいや（渡）カンカン（渡）むす（渡）めー（渡）ー（渡）ー（渡）
「逆！」　あかい（渡）ブラウス（渡）サンダル（渡）は〜いて（渡）ー（渡）ー（渡）ー（渡）
「上！」　誰を（渡）待つやら（渡）銀座の（渡）街角（渡）時計（渡）眺めて（渡）ソワソワ（渡）ニヤニヤ（渡）
「右！」　これ（渡）がー（渡）ぎーん（渡）ざの（渡）カーン（渡）カンむす（渡）めー（渡）ー（渡）ー（渡）
「下！」 〜

ゲーム性　点数をあらかじめ決めておき（例：持ち点10点）、間違えた時に減点する。

難易度アレンジ

♥
・回し方の種類を減らす
　（例：上と右のみにする）
・伴奏スピードを遅くする

♥♥♥
・下（股の間から渡す）の動きを入れる
・回し方の種類を増やしたり混ぜたりする
　（例：「上」と「下」の交互渡し等）
・伴奏スピードを速くする
・滑り落としやすい小さなボールに替える
・次に渡す人との距離を開ける

イメージ

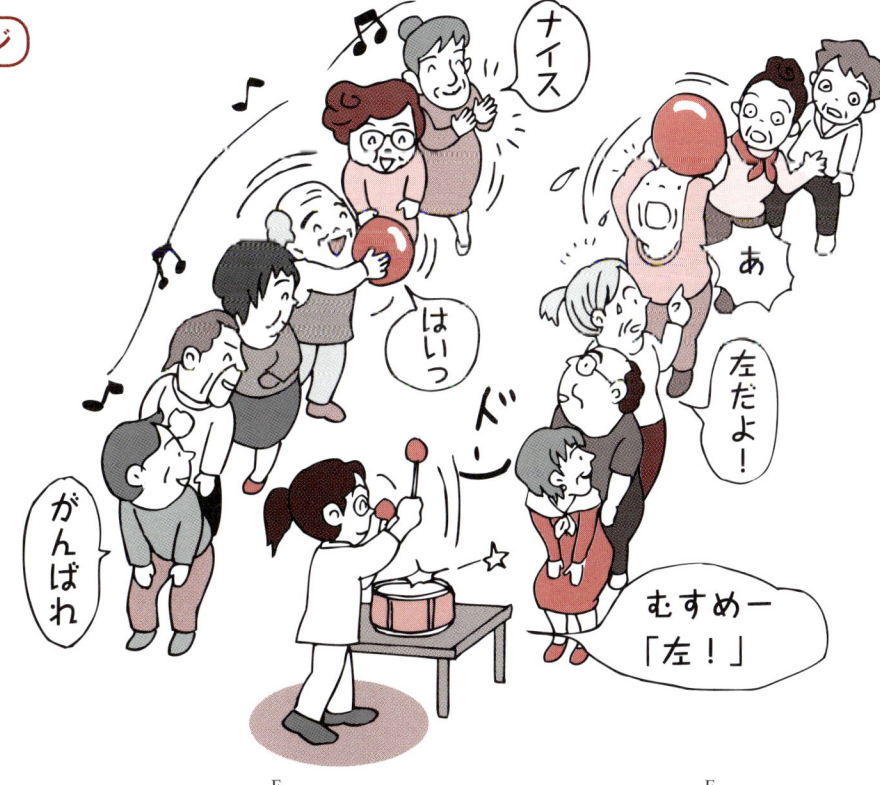

運動機能編

使用曲
銀座カンカン娘
詞：佐伯孝夫
曲：服部良一

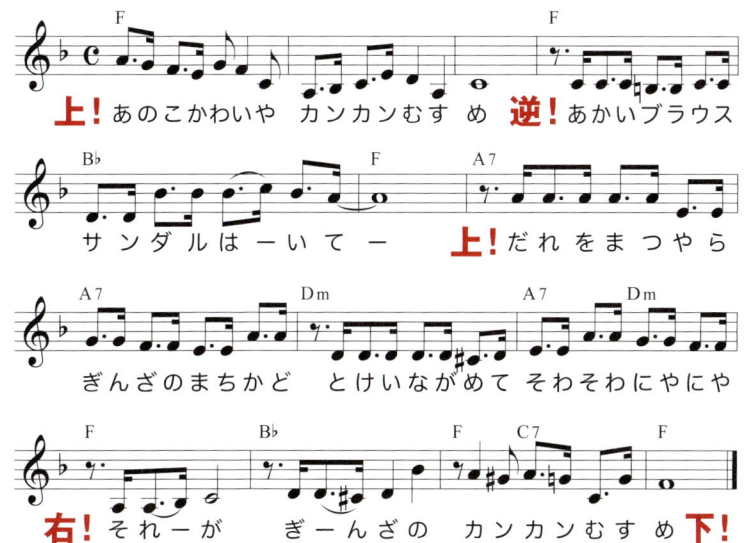

上！あのこかわいや　カンカンむすめ　逆！あかいブラウス
サンダルはーいてー　上！だれをまつやら
ぎんざのまちかど　とけいながめて　そわそわにやにや
右！それーが　ぎーんざの　カンカンむすめ　下！

音楽リハビリのポイント

●後ろの人にボールを落とさないように渡すために、聴覚・触覚・手指運動・上肢運動・体幹バランスを連動させることになる。
●上・下・左・右・逆方向という切り替えがスムーズにできるように、始めはゆっくり行う。
●上半身がある程度、柔軟になり可動域も広がってきた際には、並びの間隔も考慮する。
●立位で行うため、身長差のバランスを適宜考慮する。
●上肢の動きの範囲に制限がある方は、動きの範囲を考慮する。

運動機能編 リハビリ・ゲーム 5

さかさ旗揚げ

主目的 上肢の可動域の拡大

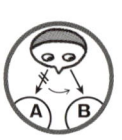

副目的 注意の持続能力・注意の転導能力の向上

準備
- **人数**：1人以上
- **使用楽器**：キーボードやギター等（伴奏用）
- **使用物品**：ホワイトボード、ボード用ペン

導入トーク
今から〈水戸黄門〉を歌いながら、私が赤と白の旗を使って両手を動かします。私の動作をよく見て、みなさんも歌いながら、**私の逆の動き**をしてください。

手順とルール
① 参加者を横一列に位置させる
② リーダーは歌と動きの関係を説明する（★）印のところで動きを変える **(図)**
　♪人生（★）楽ありゃ（★）苦もある（★）さ〜（★）くじけりゃ（★）誰かが（★）先にゆ（★）く（★）
　後から（★）来たのに（★）追い越さ（★）れ〜（★）泣くのが（★）嫌なら（★）さぁ〜歩（★）け〜（★）
③ 4種類の動きの順番はランダムに変化させる

ゲーム性　点数をあらかじめ決めておき（例：持ち点10点）、間違えた時に減点する。

難易度アレンジ
♥ ・動作の種類を減らす
　・伴奏スピードを遅くする

♥♥♥ ・動作の種類を増やす
　・伴奏スピードを速くする

音楽リハビリのポイント
- 始めはゆっくりのテンポで、上肢がきちんと伸びるように意識させる。
- 上・下の逆は易しいが、左・右の逆は混乱が予想されるので、少しずつ慣らすようにする。
- 上肢運動・体幹バランス・視覚・聴覚・反射神経・発声機能を連動させることになる。
- 上肢の動く範囲に制限がある方は、動きの範囲を考慮する。

イメージ

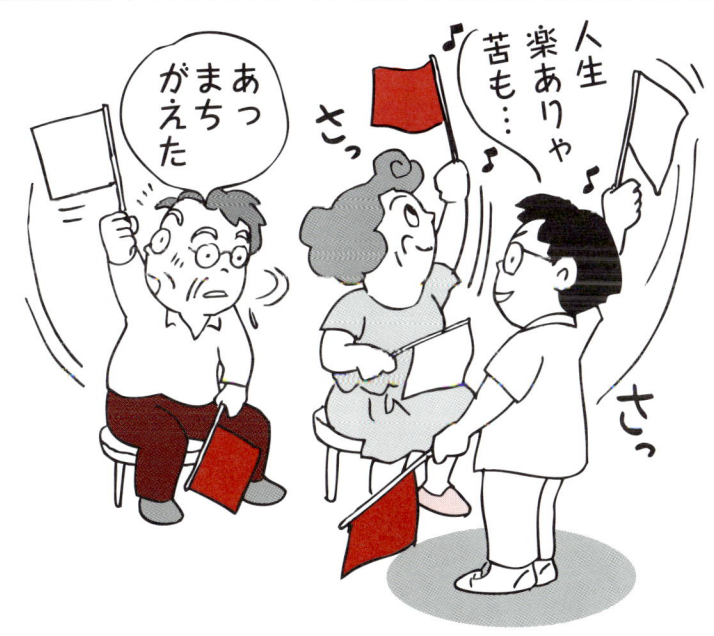

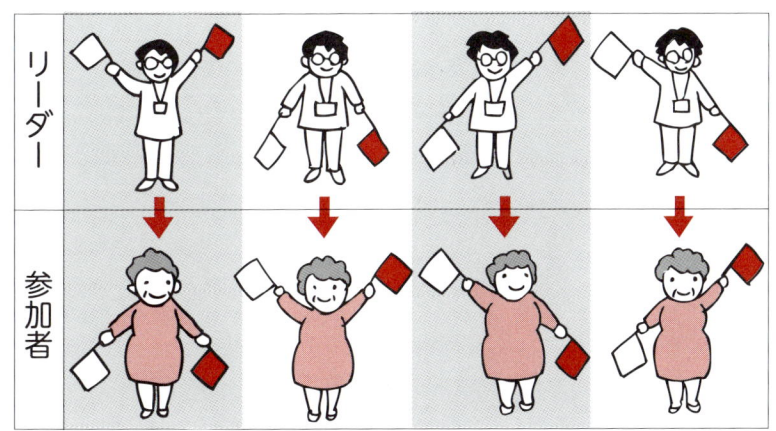

運動 機能編

使用曲
ああ人生に涙あり
原詞：山上路夫
曲：木下忠司

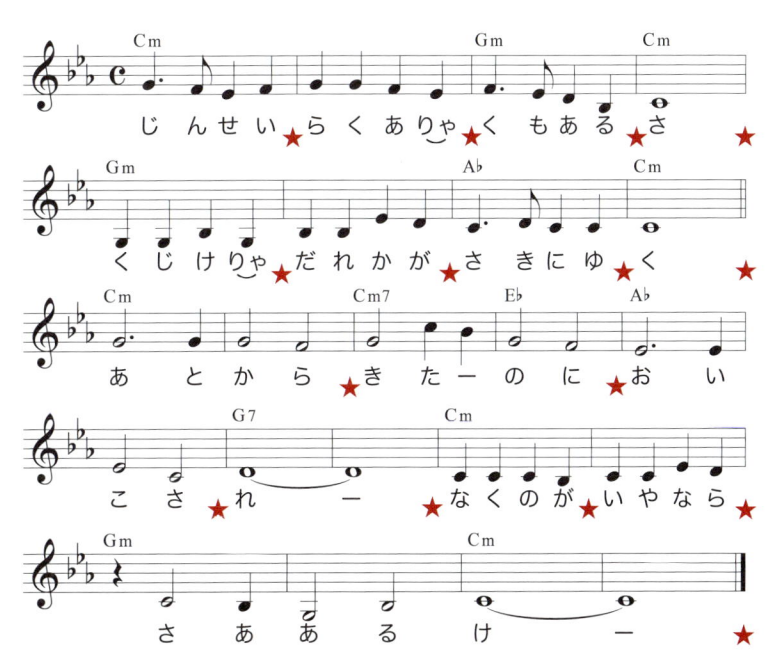

じんせいらくありゃくもあるさ
くじけりゃだれかがさきにゆく
あとからきたーのにおい
こされーなくのがいやなら
さああるけー

運動機能編 リハビリ・ゲーム 6

360度のボール

主目的 上肢の可動域の拡大

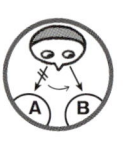

副目的 注意の持続能力・注意の転導能力の向上

準備
- 人数：5人以上
- 使用楽器：キーボードやギター等（伴奏用）
- 使用物品：ホワイトボード、ボード用ペン、ビーチボール

導入トーク

今から〈三百六十五歩のマーチ〉の曲に合わせて、ボールをお隣の人に回してもらいます。その際、歌詞の中で、**右か左かどちらの方向に回すかを指示**します。皆さんはそれをよく聞いて、**4つ数える間**に急いでそのボールを動かしてください。

手順とルール

① 参加者を円にして位置させる。
② リーダーは伴奏をして歌い、見本を示す**（図）**。
♪幸せは歩いてこない、だから歩いてゆくんだね
　左に3人　トン・トン・トン・トン　（4回のトンの間に、左に3人ボールを回す）
　右に4人　トン・トン・トン・トン　（4回のトンの間に、右に4人ボールを回す）
　3人進んで　右5人　トン・トン・トン・トン
　（4回のトンの間に、同じ方向で3人、続けて右に5人回す）
　再度、歌の冒頭に戻って繰り返す。
③ 回す人数と左/右の指定はランダムに入れ替える。
④ 参加者にボールを渡し、用意させる。

ゲーム性　点数をあらかじめ決めておき（例：持ち点10点）、間違えた時に減点する。

難易度アレンジ

♥
- 伴奏スピードを遅くする
- 隣の人との距離を近くする
- ワンフレーズの休みを長くする
（例：トントントントントントン ハイ）

♥♥♥
- 伴奏スピードを上げる
- 隣の人との距離を広げる
- ワンフレーズの休みを短くする
（例：トントントン ハイ）
- 歌いながらボールを回す

運動機能編

イメージ

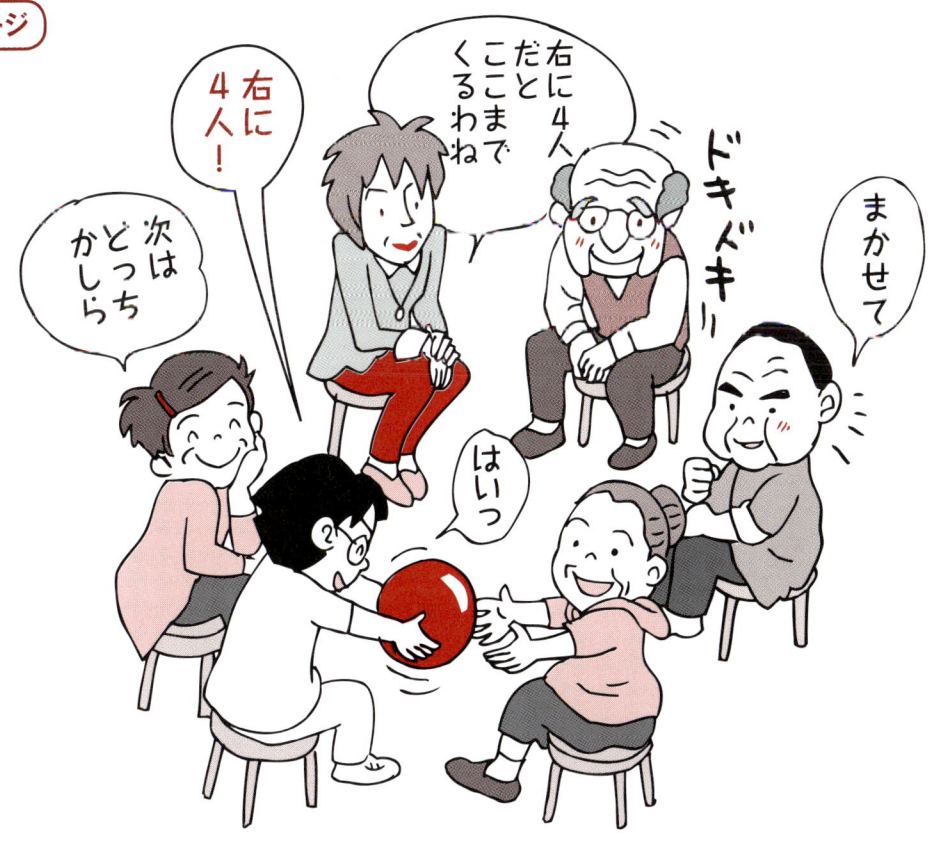

（イラスト内セリフ）
- 次はどっちかしら
- 右に4人！
- 右に4人だとここまでくるわね
- ドキドキ
- まかせて
- はいっ

使用曲
三百六十五歩のマーチ
原詞：星野哲郎
曲：米山正夫

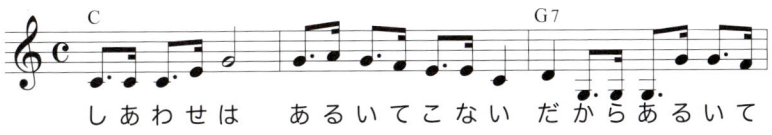

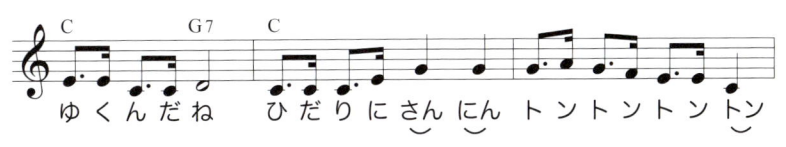

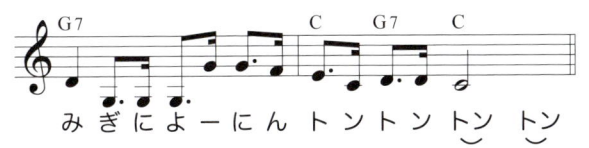

しあわせは あるいてこない だからあるいて ゆくんだね ひだりにさんにん トントントントン みぎによーにん トントントントン

3人進んで　右5人　トン・トン・トン・トン　（この後、歌の冒頭に戻ります）

音楽リハビリのポイント

- しっかり腕を伸ばしてボールを渡せるように、始めはゆっくり行う。
- 視覚・聴覚・触覚・上肢運動・体幹バランス・反射神経・注意力を連動させ、さらに他者認知・集団適応が働くことになる。
- 上肢の動きの範囲に制限がある方は、動きの範囲を考慮する。

3大機能のための50の音楽ゲーム集

運動機能編
リハビリ・ゲーム
7

二人の腕は若い

主目的 上肢の可動域の拡大

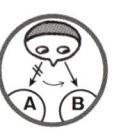

副目的 注意の持続能力・注意の転導能力の向上 短期記憶の向上

準備

人数：1～5人
使用楽器：キーボードやギター等（伴奏用）
使用物品：なし

導入トーク

今から〈二人は若い〉の歌に合わせて私が上半身を動かしますので、みなさんも同じように歌いながらまねて動かしてください。そして出てきた6つの動作を順番に覚えておいてください。最後にその6つの動作をもう一度連続でやっていただきます。

手順とルール

① リーダーが見えやすい位置に参加者を座らせる。
② リーダーは歌いながら動作の説明する（図）。
③ ♪「そ～らは青空」では手拍子を4回（または8回）打ち、「二人は若い」で、これまでに出てきた6つの動作を連続ですばやく行うよう説明する。
④ 歌に合わせて開始する。

ゲーム性　点数をあらかじめ決めておき（例：持ち点10点）、間違えた時に減点する。

難易度アレンジ

♥
・動作の種類を減らす
　（例：2フレーズに動作を1回）
・伴奏スピードを遅くする

♥♥♥
・動作の種類を増やす
　（例：1フレーズに動作を2回）
・伴奏スピードを速くする

音楽リハビリのポイント

● 上肢運動・体幹バランス・視覚・聴覚・発声機能・反射神経・短期記憶力・注意切替力を連動させることになる。
● 上肢をきちんと伸ばせるように、6つの動きをひとつずつ丁寧に教示する。
● 最後の連続動作がなめらかにできるまで、ゆっくり行うことが望ましい。
● 上肢の動きの範囲に制限がある方は、動きの範囲を考慮する。

イメージ

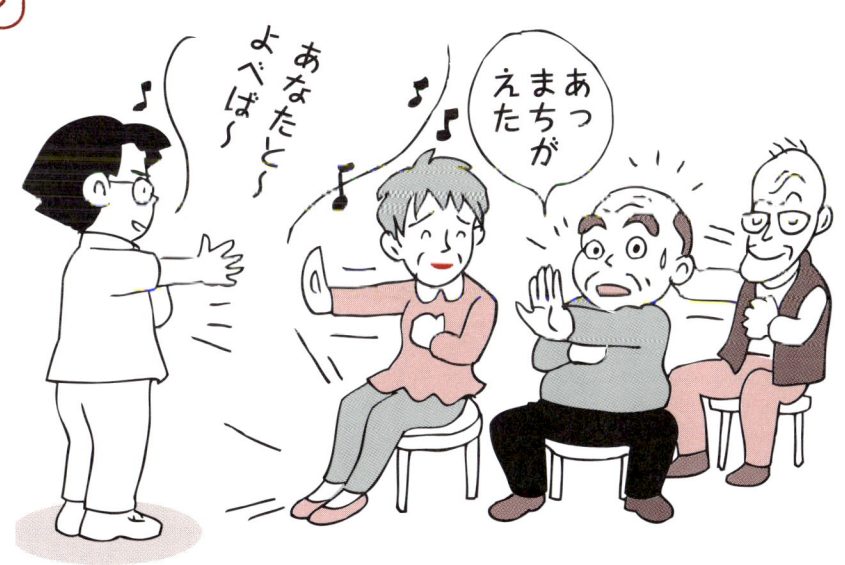

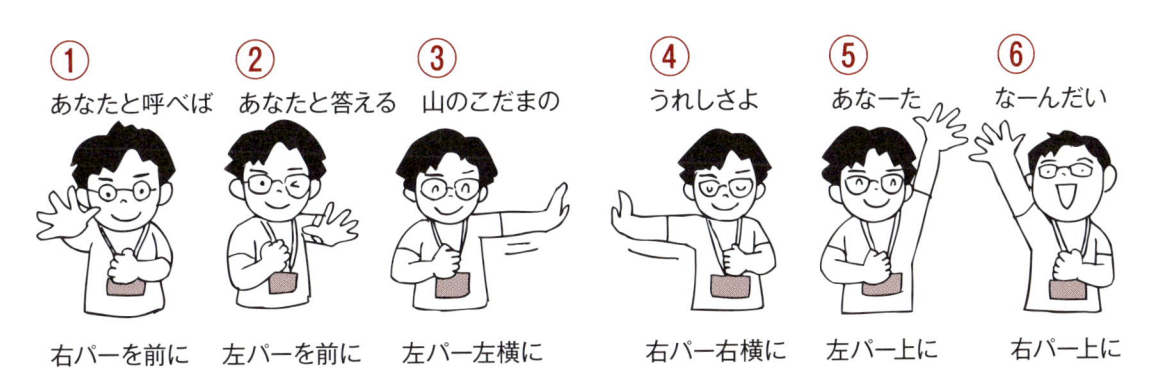

①	②	③	④	⑤	⑥
あなたと呼べば	あなたと答える	山のこだまの	うれしさよ	あなーた	なーんだい
右パーを前に	左パーを前に	左パー左横に	右パー右横に	左パー上に	右パー上に

使用曲
二人は若い
詞：サトウハチロー
曲：古賀政男

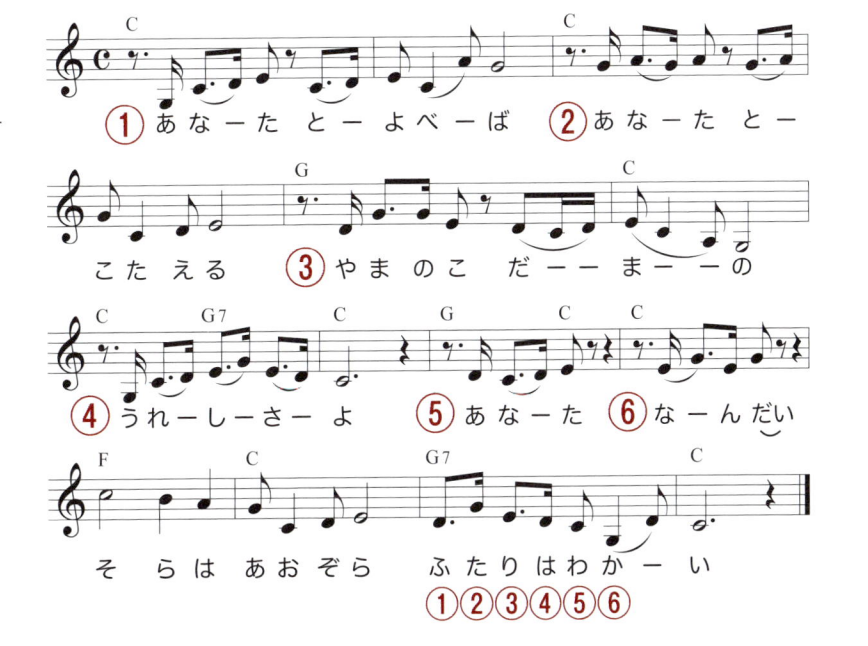

① あなーたーとーよべーば ② あなーたとー こたえる ③ やまのこだーーまーーの ④ うれーしーさーよ ⑤ あなーた ⑥ なーんだい そらは あおぞら ふたりはわかーい ①②③④⑤⑥

運動機能編
リハビリ・ゲーム
8

いっぽんな〜ら？

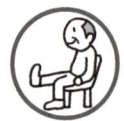

主目的
下肢の可動域の拡大

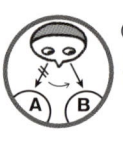

副目的
注意の持続能力・注意の転導能力の向上
語想起能力の向上

準備
人数：5人以上
使用楽器：キーボードやギター等（伴奏用）
使用物品：ホワイトボード、ボード用ペン、ビーチボール

導入トーク
　今からボール蹴りをします。始めの人は「♪１ぽんな〜ら」と歌って、誰か他の人にボールを蹴って渡します。受け取った人は「本（ぽん）」の単位で数えられるものを思い出して答えます。例えば「♪１ぽんな〜ら」→「鉛筆！」というように。そして「鉛筆」と答えた人は、次の「♪２足な〜ら」と問いかけを出してまた別の人にボールを蹴って渡します。

手順とルール
① 参加者を円に位置させる
② 歌詞に出てくる次の数量単位をホワイトボードに書いておく。
　「１本（そく）、２足（そう）、３漕（よつぶ）、４粒、５台、６羽（わ）、７匹（しちひき）、８頭（はっとう）、９杯（きゅうはい）、10個（じゅっこ）」
③ リーダーは曲と動作を説明し、始めを歌う人にビーチボールを渡す。

ゲーム性　点数をあらかじめ決めておき（例：持ち点10点）、間違えた時に減点する。複数の種類の答を出せたら、得点とする。

難易度アレンジ
♥
・伴奏スピードを遅くする
・同じ名詞が再登場してもよしとする
・フレーズの間にカウントを挿入し、想起させる時間を取る

♥♥♥
・伴奏スピードを速くする
・一度出てきた名詞は、二度と使わない

音楽リハビリのポイント
- ねらった相手にボールが届くように、しっかり足を伸ばしてボールをころがす。
- 数える単位（数詞）から物の名称を想起させることになる。
- 視覚・聴覚・触覚・下肢運動・体幹バランス・発声発話機能・語想起力・他者認知・集団適応など、多くの能力を連動させることになる。
- 歌を始める前に、あらかじめ答を考える時間を与えておく。
- ことばが思いつかない場合は、リーダーが適宜助ける。
- 下肢の動く範囲に制限がある方は、動きの範囲を考慮する。

運動 機能編

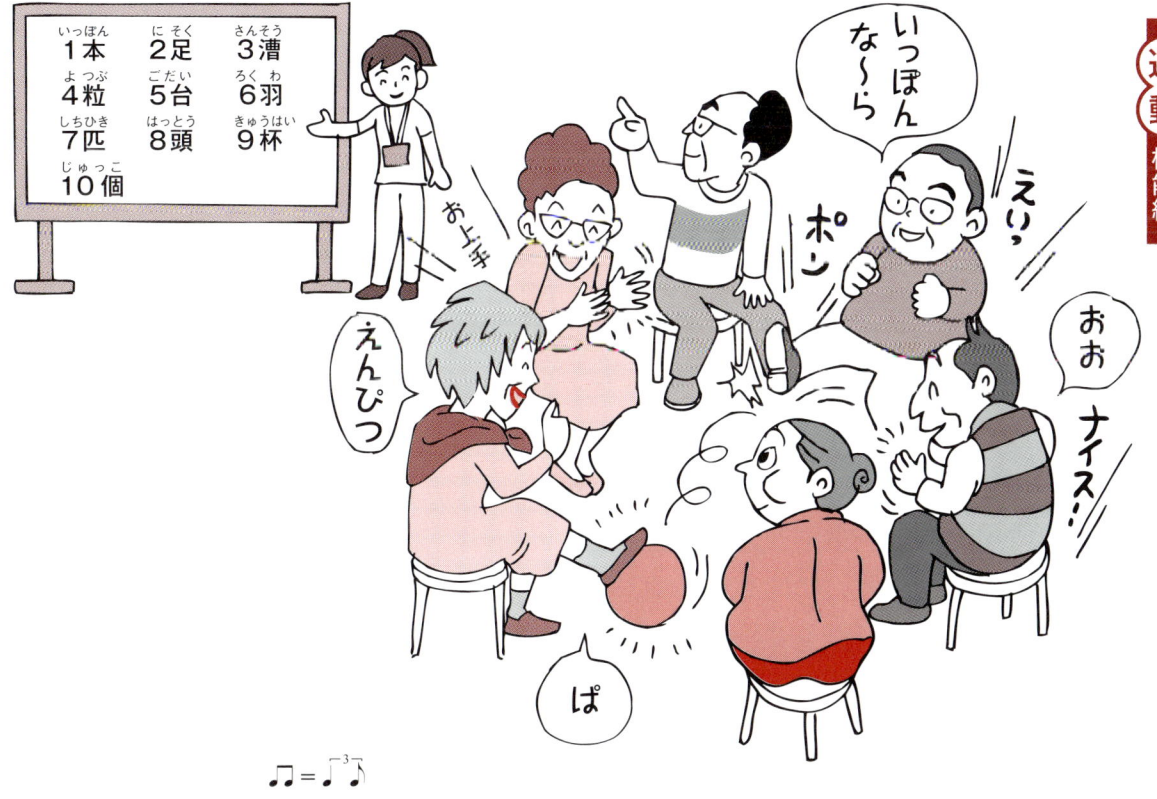

いっぽん	に そく	さんそう
1本	2足	3漕
よつぶ	ごだい	ろく わ
4粒	5台	6羽
しちひき	はっとう	きゅうはい
7匹	8頭	9杯
じゅっこ		
10個		

使用曲
いっぽんでも にんじん
原詞：前田利博
曲：佐瀬寿一

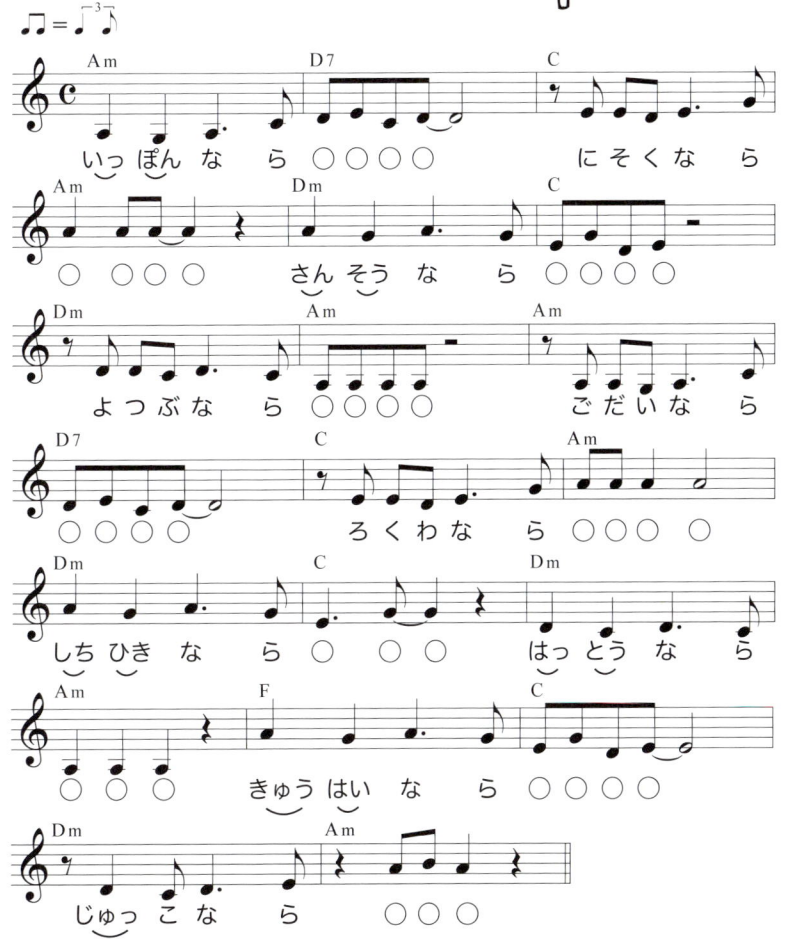

いっぽん な ら ○○○○　にそく な ら
○ ○○○　さん そう な ら ○○○○
よつぶ な ら ○○○○　ごだい な ら
○ ○○○　ろくわ な ら ○○○ ○
しちひき な ら ○ ○○　はっとう な ら
○ ○○　きゅう はい な ら ○○○○
じゅっこ な ら ○○○

運動機能編
リハビリ・ゲーム
9

となりで膝あげ

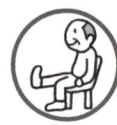

主目的
下肢の可動域の拡大

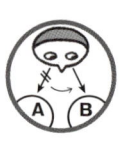

副目的
注意の持続能力・注意の転導能力の向上

準備
人数：5人以上
使用楽器：キーボードやギター等（伴奏用）、カスタネット×参加人数
使用物品：なし

導入トーク

　今から〈むすんでひらいて〉を歌いながらカスタネットを叩きます。手で叩くのではなく、膝で叩きます。しかし自分の膝ではなく、右隣の人の膝で、歌詞が「て」と「で」の時だけ叩きます。手に持ったカスタネットを右隣の人の左膝の少し上の位置にセットし、右隣の人は左の膝を持ち上げて音を鳴らします。

手順とルール

① 参加者を円に位置させる
② リーダーは曲と動作を説明する（図）

ゲーム性　点数をあらかじめ決めておき（例：持ち点10点）、間違えた時に減点する。

難易度アレンジ

♥
・伴奏スピードを遅くする
・「て」の音の時だけに叩く
・隣の人ではなく、自分の膝にする

♥♥♥
・伴奏スピードを速くする
・「て」と「で」に加え、「む」のときも叩く

音楽リハビリのポイント

● 「膝上げ」と同時に「腿上げ」の練習になる。足が地面から離れる程度の高さにカスタネットをセットさせ、左足は利き足でないことが多いため、丁寧に行うことが望ましい。
● 視覚・聴覚・触覚・上肢運動・下肢運動・体幹バランス・反射神経・他者認知・集団適応など、多くの能力を連動させることになる。
● 上肢・下肢の動きの範囲に制限がある方は、動きの範囲を考慮する。

イメージ

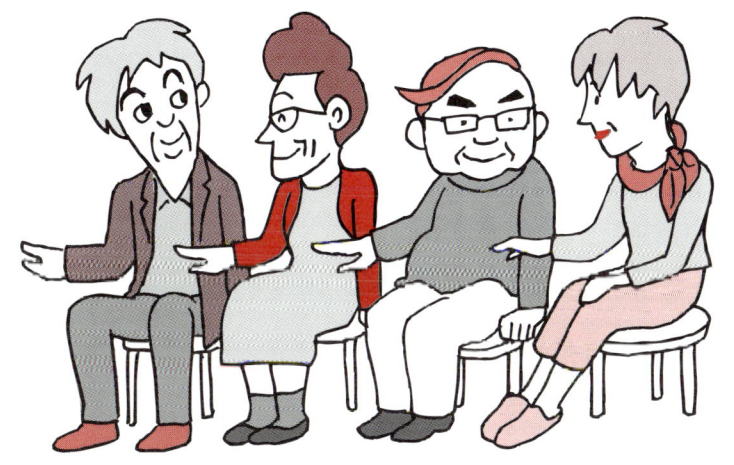

手に持ったカスタネットを右隣の人の左膝の少し上の位置にセットする

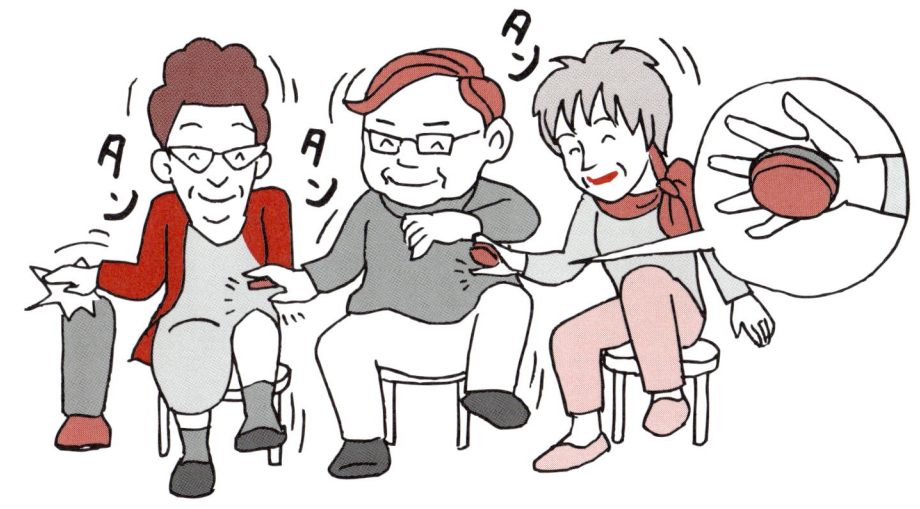

右隣の人の左膝で、歌詞が「て」と「で」の時だけ打ち鳴らす
「膝上げ」と同時に少し「腿上げ」を行う

運動 機能編

使用曲
むすんでひらいて

詞：不詳
曲：ジャン＝ジャック・ルソー

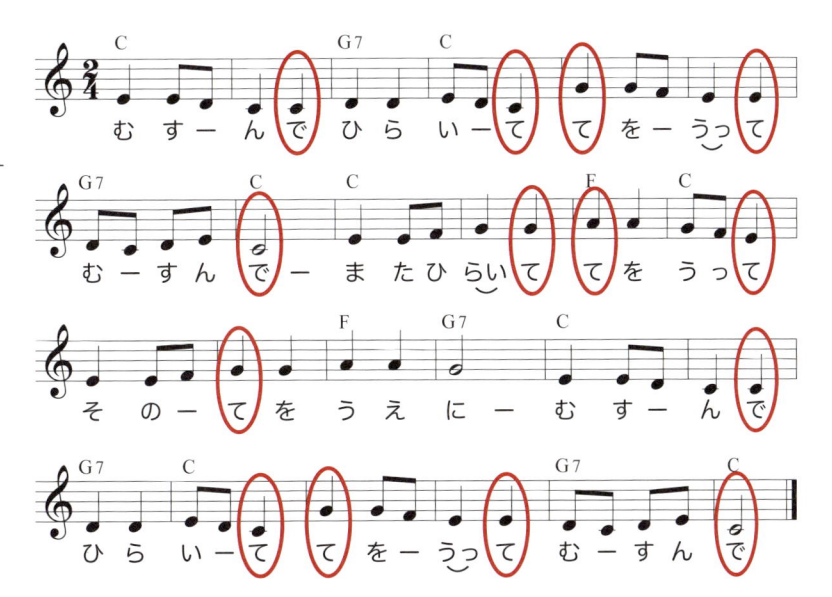

むすんで ひらいて てをうって むすんで
またひらいて てをうって そのてを うえに
むすんで ひらいて てをうって むすんで

3大機能のための50の音楽ゲーム集 63

運動機能編
リハビリ・ゲーム
10

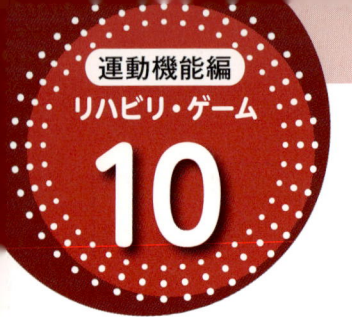

交互立ち

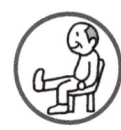

主目的 下肢の可動域の拡大

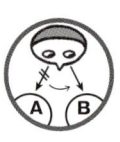

副目的 注意の持続能力・注意の転導能力の向上

準備

人数：6人以上
使用楽器：キーボードやギター等（伴奏用）
使用物品：イス×参加人数（あまり深くない立ち上がりやすいイス）

導入トーク

　1列に並んだみなさんの左から順に1，2，3，…と番号を与えます。奇数の人は座ってください。偶数の人は立ってください。これから一緒にみなさんで〈夕焼け小焼け〉を歌いますが、その歌詞の中で「カ行」が出たら、立っている人は座り、座っている人は立ってください。そして次の「カ行」が出たら座っている人は立ち、立っている人は座ります。このように次の「カ行」が出るまではその姿勢で歌い続けます。

手順とルール

① 参加者を1列に位置させる。
② リーダーは曲と動作を説明する（図）。

ゲーム性　間違えた時に失敗ポイントを与える。チーム対抗にしてもよい。

難易度アレンジ

♥ ・伴奏スピードを遅くする

♥♥♥ ・伴奏スピードを速くする
・カ行以外の行を加える

音楽リハビリのポイント

- 「立位」←→「座位」の交互繰り返しによって、腿の筋肉をトレーニングすることになる。その際、イスに深く腰かけすぎないほうがよい。
- 視覚・聴覚・触覚・下肢運動・体幹バランス・発声発話機能・反射神経・他者認知・集団適応などを連動させることになる。
- ゆっくりのテンポから始める。下肢の動きに範囲の制限がある方は、動きの範囲を考慮する。
- 転倒しないように十分注意する。奇数の人は座って、偶数の人は立つ。

イメージ

① 奇数の人は座って、偶数の人は立つ。
② 「カ行」が出たら、座っている人は立ち、立っている人は座る。

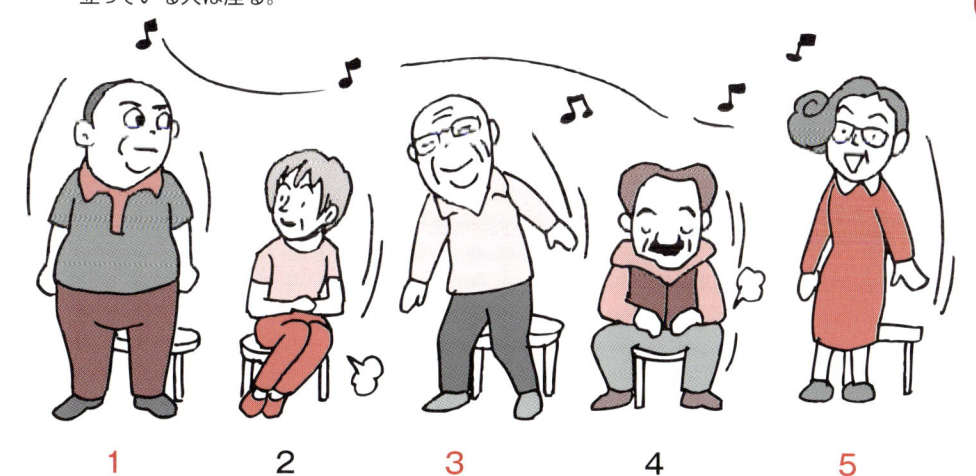

からすと いっしょに

1　　2　　3　　4　　5

③ 次の「カ行」が出たら立っている人は座り、座っている人は立つ。

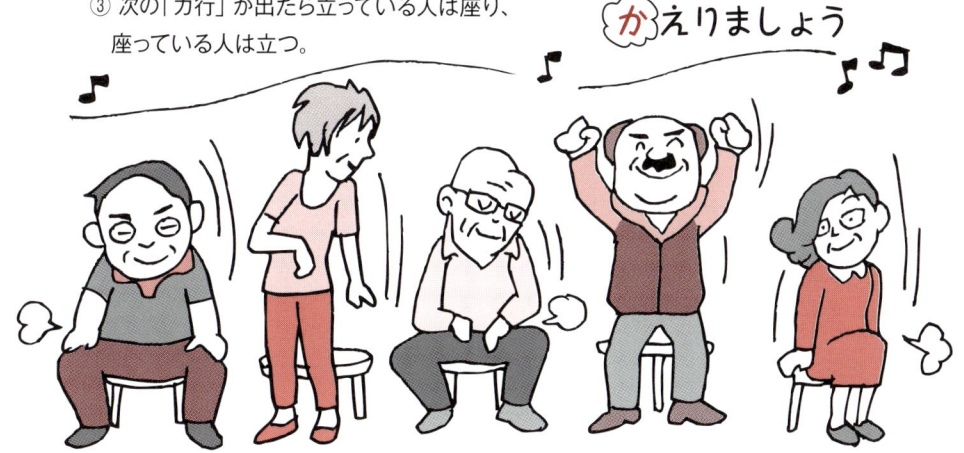

かえりましょう

使用曲
夕焼け小焼け
詞：中村雨紅
曲：草川 信

ゆうやけ こやけで ひがくれて
やまの おてらの かねがなる
おーてて つないで みな かえろ
からすと いっしょに かえりましょう

運動
機能編

3大機能のための50の音楽ゲーム集

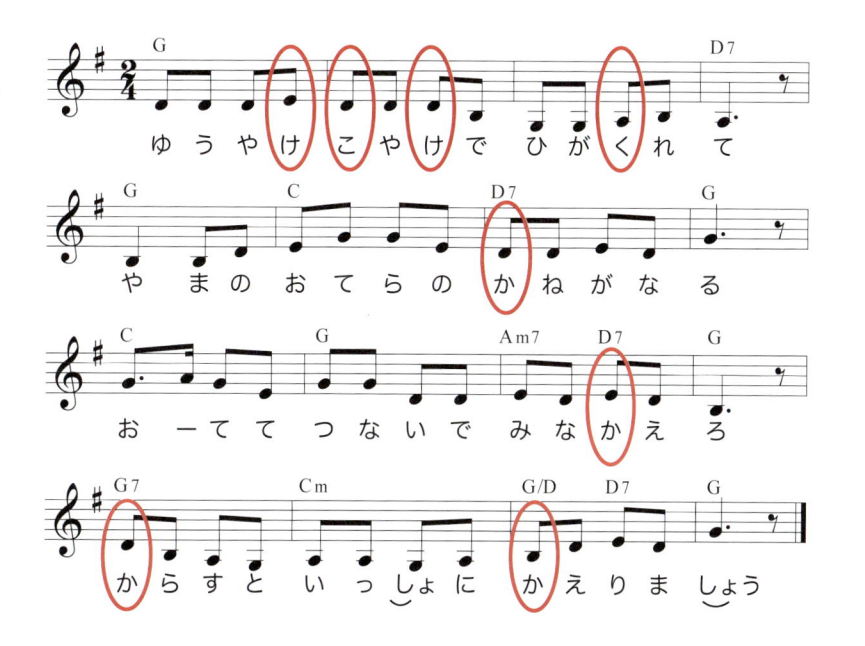

運動機能編 リハビリ・ゲーム 11

背中伝達 ～リズム編～

主目的
上肢の可動域の拡大
手指の巧緻性の向上

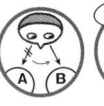

副目的
注意の持続能力・
注意の転導能力の向上
短期記憶の向上

準備
人数：6人以上
使用楽器：タンバリン（チーム数だけ）
使用物品：なし

導入トーク
　私が今から一番後ろの人の背中をリズムよく叩きます。一番後ろの人はそれを正確に繰り返し、**前の人の背中に伝えます**。そのようにして次々とみなさんは前に前にリズムを正確に伝えてください。最後の人はそのリズムを、私の合図と同時にタンバリンで叩いてもらいます。

手順とルール
① 参加者をタテ1列に座らせる。
② リーダーは動作を説明する**（図）**。
③ 手で相手の背中を軽く叩いてリズムを伝える。

ゲーム性　正確に伝わったチームにポイントを与える。

難易度アレンジ
❤　・リズムを簡単にする

❤❤❤　・リズムを複雑にする（譜例）
　　　・2種類のリズムを伝達する

音楽リハビリのポイント
● 短く覚えやすい単純なリズムから始める。
● 背中に伝えられたリズムを、口三味線（トントコツーなど）または、擬音語や擬態語（ピッチピッチ　チャップチャップ　ランランランなど）のようにことばに置き換えてみると覚えやすく、叩きやすくなる。
● 触覚・上肢運動・手指運動・反射神経・短期記憶力・他者認知などを連動させることになる。
● 上肢の動く範囲に制限がある方は、動きの範囲を考慮する。

イメージ

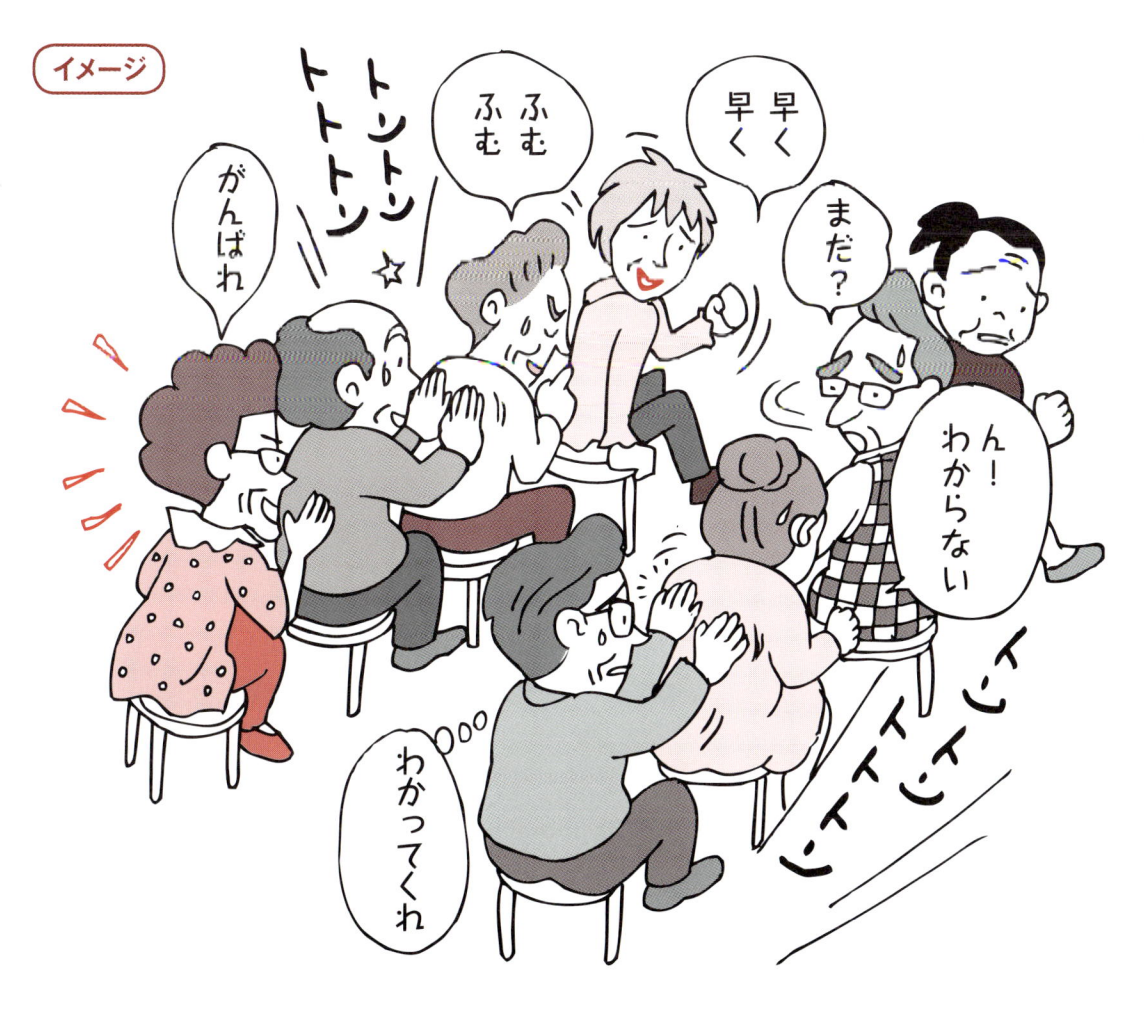

〈使用リズム例〉　伝える時は2～3回繰り返す
　　　　　　　　トントン、トトトンのように口三味線で覚える
　　　　　　　　なお、言葉に置き換えると覚えやすい

4/4 トン トン ト ト トン ：‖
　　 いっ ぱい やる か

トン ト ト トン トン
愛 して ちょう だい

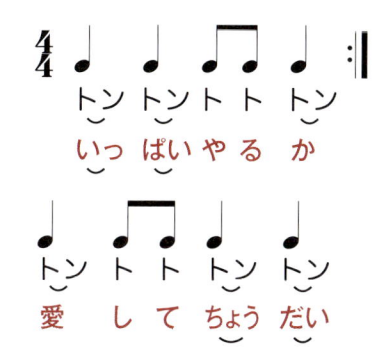

（これらを組み合わせることもできる）

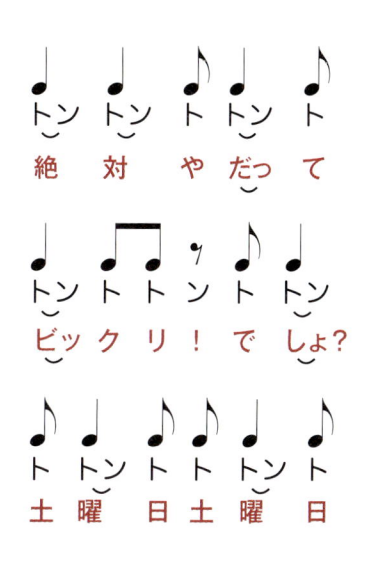

トン トン ト トン ト
絶　対　や　だって

トン ト トン ト トン
ビックリ！で しょ？

ト トン ト ト トン ト
土　曜　日　土　曜　日

運動 機能編

3大機能のための50の音楽ゲーム集　67

運動機能編
リハビリ・ゲーム
12

チェンジ手足

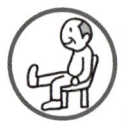

主目的
上肢・下肢の可動域の拡大

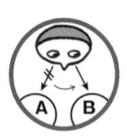

副目的
注意の持続能力・注意の転導能力の向上

準備
人数：1人以上
使用楽器：なし
使用物品：なし

導入トーク
今から私がさまざまなリズムを足や手で叩きます。**私が足で**リズムをとった時、同じリズムを**みなさんは手で**、**私が手で**リズムをとった時、**みなさんは足で**リズムをとってください。

手順とルール
① 参加者をリーダーの前に座らせる。
② リーダーは動作を説明する**(図)**。
　手は手拍子でリズムを取り、足は左右どちらの足でリズムをとってもよいことを伝える。

ゲーム性　リズムを間違えた時には失敗ポイントを1個、足と手の交代を間違えた時には失敗ポイントを2個与える。

難易度アレンジ
♥
・リズムスピードを遅くする
・リズムを簡単にする
・利き足だけでリズムをとる

♥♥♥
・リズムスピードを速くする
・リズムを複雑にする（譜例）
・リズムを右→左→右〜のように両足で交互にとる

音楽リハビリのポイント
●視覚・聴覚・反射神経・上肢運動・下肢運動・体幹バランス・集中力・注意切り替え能力を連動させることになる。

68　●はじめよう ♪音楽リハビリテーション

イメージ

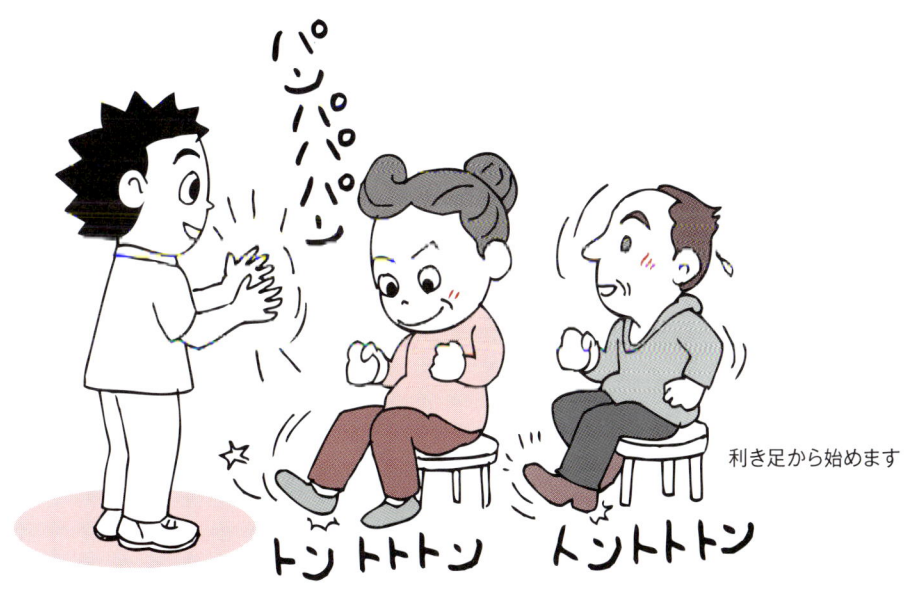

利き足から始めます

リーダーが手拍子でリズムを示したら、同じリズムを足で繰り返す。

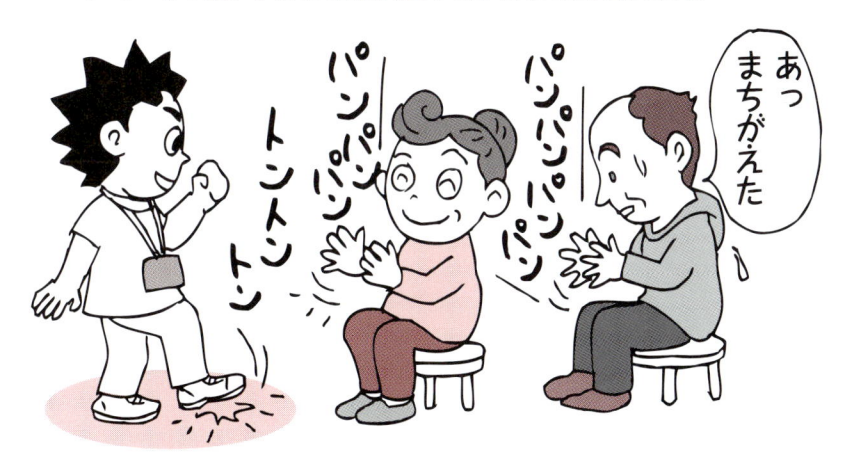

あっ まちがえた

リーダーが足でリズムを示したら、手拍子で繰り返す。

〈使用リズム例〉
伝える時は、何回か繰り返す

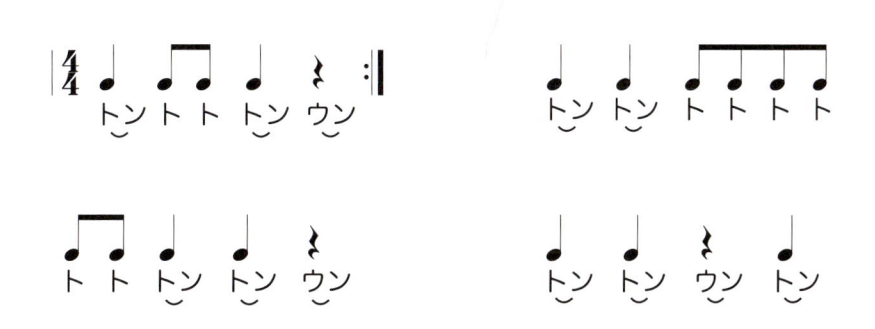

運動機能編 リハビリ・ゲーム 13

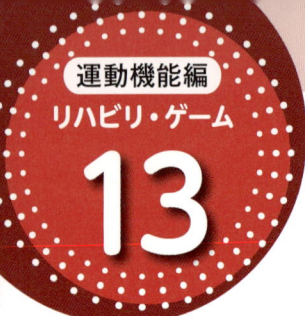

故郷（ふるさと）タッチ

主目的 上肢の可動域の拡大

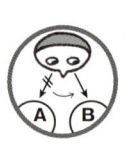

副目的 注意の持続力・注意の転導能力の向上　短期記憶力の向上

準備
人数：1人以上
使用楽器：ピアノやギター等（伴奏用）
使用物品：なし

導入トーク
今から〈故郷〉を一緒に歌いながら「頭→膝→肩」の順に触ります。途中、私が「逆」と言ったら、みなさんは「肩→膝→頭」の順で触ってください。歌いながら触ります。

手順とルール
① 参加者を円に位置させる。
② リーダーは曲と動作を説明する（図）。
③ 1フレーズごとに動きを変えることを理解してもらう。

ゲーム性　動きを誤った時は失敗ポイントを与える。

難易度アレンジ

♥
・伴奏スピードを遅くする
・触る場所を1か所減らす（頭→膝→膝のように）

♥♥♥
・伴奏スピードを速くする
・触る場所を1か所増やす（頭→膝→肩→頬のように）。3拍子の曲に対して3か所を順次触ることは覚えやすい。3拍子に対して4か所触るルールに発展させれば、より高度な練習になる。

音楽リハビリのポイント
● 頭→膝→肩のつながりをパターンとして記憶することになる。
● 視覚・聴覚・触覚・発声機能・上肢運動・反射神経・短期記憶力を連動させることになる。
● 上肢の動きの範囲に制限がある方は、動きの範囲を考慮する。

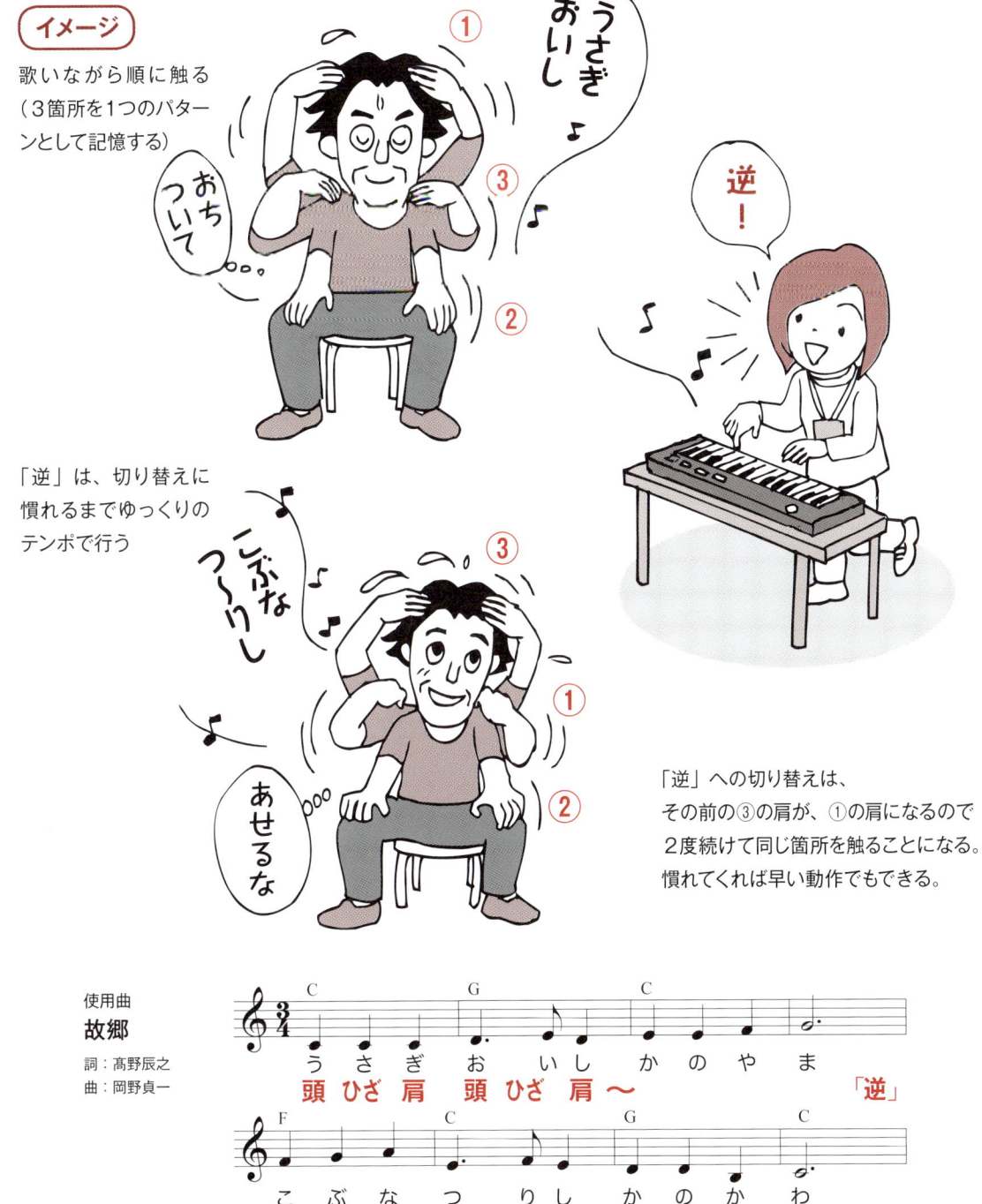

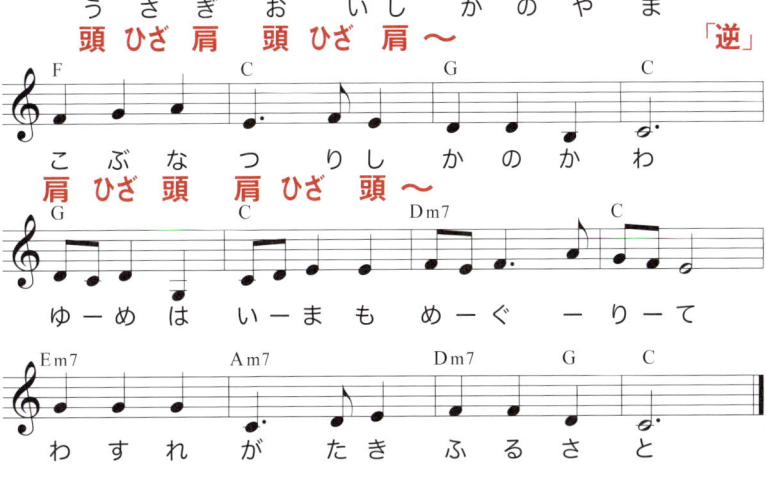

イメージ

歌いながら順に触る
（3箇所を1つのパターンとして記憶する）

「逆」は、切り替えに慣れるまでゆっくりのテンポで行う

「逆」への切り替えは、その前の③の肩が、①の肩になるので2度続けて同じ箇所を触ることになる。慣れてくれば早い動作でもできる。

運動 機能編

使用曲
故郷
詞：髙野辰之
曲：岡野貞一

うさぎ おいし かのやま
頭 ひざ 肩 頭 ひざ 肩〜　「逆」
こぶな つりし かのかわ
肩 ひざ 頭 肩 ひざ 頭〜
ゆめは いーまも めーぐーりーて
わすれがたき ふるさと

運動機能編 リハビリ・ゲーム 14

マラカスやぎさん

主目的 上肢の可動域の拡大

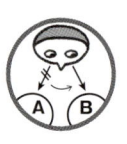

副目的 注意の持続能力・注意の転導能力の向上

準備

人数：1人以上
使用楽器：ピアノやギター等（伴奏用）、マラカス×参加人数
使用物品：なし

導入トーク

　今から〈山羊さんゆうびん〉を歌いながらマラカスを振ってもらいます。私が黒ヤギさんや白ヤギさんの「黒」と「白」の部分を数字に変えて歌います。みなさんはその数字の数だけマラカスを振ってください。ただし偶数は精一杯手を上げて、奇数は精一杯手を下げてマラカスを振ります。例えば♪「はち(8)ヤギさんからお手紙ついた、さんハイ！」というように号令をかけますので、手をグンとあげて8回マラカスを振ってください。

手順とルール

① 参加者を円に位置させる。
② リーダーは曲と動作を説明する（図）。
③ マラカスを振るタイミングを参加者に理解させる。

ゲーム性　動きを間違えた場合は失敗ポイントを与える。

難易度アレンジ

♥　・リズムスピードを遅くする

♥♥♥　・伴奏スピードを速くする。
　　・曲の途中で「手の上下を逆にする」指示を出す。

音楽リハビリのポイント

● マラカスなど小物を持つことで、自然に両腕を思い切り上げたり、思い切り下げたりしやすくなる。
● 視覚・聴覚・反射神経・上肢運動・体幹バランス・注意切り替え能力を連動させることになる。
● 上肢の動く範囲に制限がある方は、動きの範囲を考慮する

イメージ

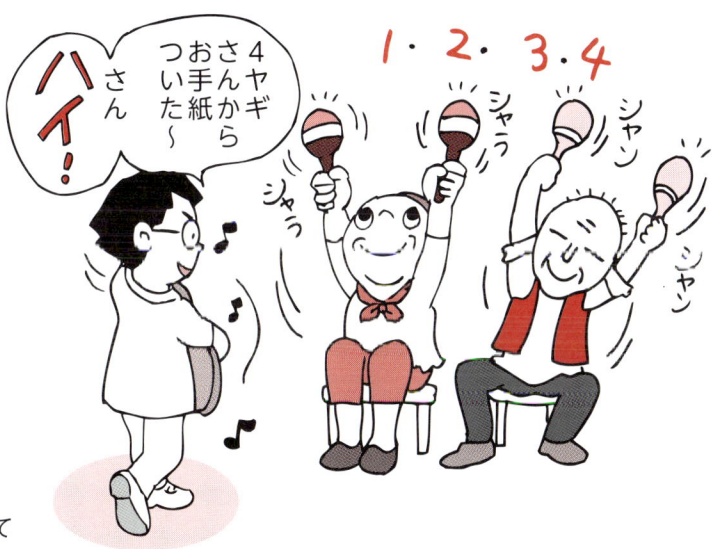

偶数では手を上げて
奇数では手を下げて

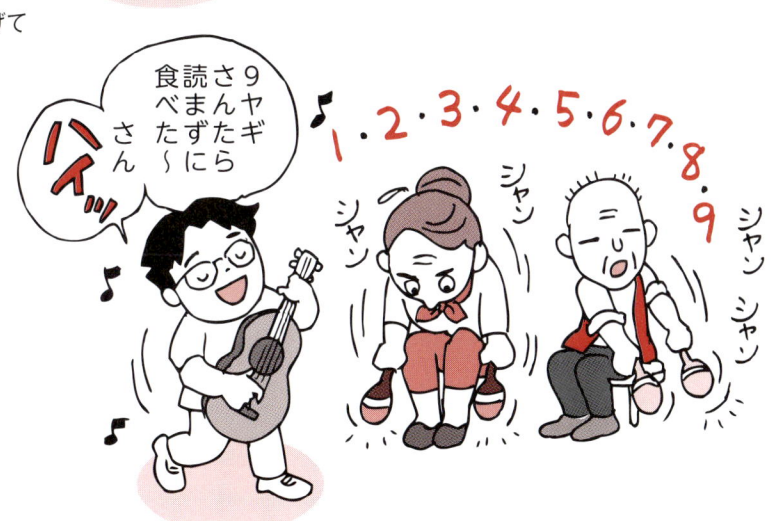

使用曲
山羊さんゆうびん
原詞：まどみちお
曲：團 伊玖磨

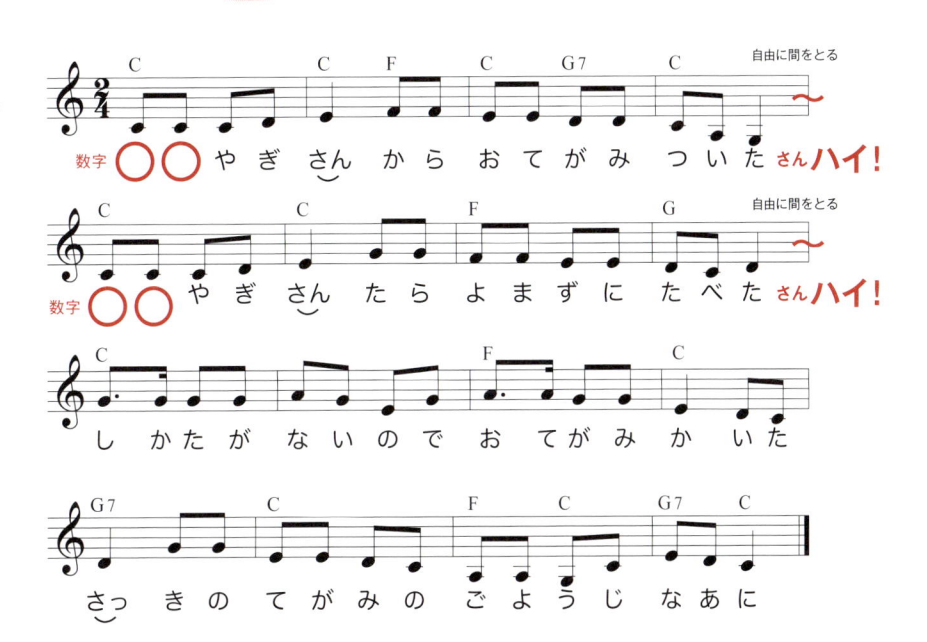

数字 ○○ やぎ さん から おてがみ ついた さんハイ！

数字 ○○ やぎ さん たら よまずに たべた さんハイ！

しかたが ないので おてがみ かいた

さっきの てがみの ごようじ なあに

運動 機能編

運動機能編 リハビリ・ゲーム 15

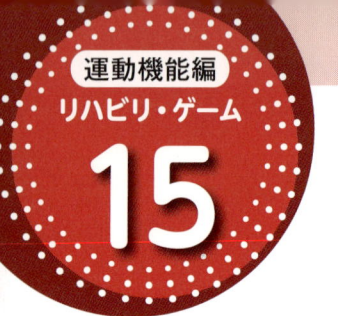

ジェンカせんか？

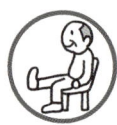

主目的 下肢の可動域の拡大

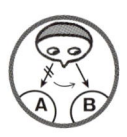

副目的 注意の持続能力・注意の転導能力の向上

準備
人数：1人以上
使用楽器：キーボードやギター等（伴奏用）
使用物品：なし

導入トーク

今から〈ジェンカ〉を歌いながら足を動かしてもらいます。私が「**前後！**」と掛け声を入れたら、両足そろえて♪**レッツ（前）キッス（後）頬（前）よせ（後）て（前）** と歌に合わせて動かします。「**左右！**」と掛け声を入れたら、両足そろえて♪**レッツ（右）キッス（左）頬（右）よせ（左）て（右）** と歌に合わせて動かします。前後、左右どちらに動かすかは、私が曲の途中で入れる掛け声を注意して聞いて、指示された動かし方で両足を動かしてください。みなさんも歌いながら動かしてください。

手順とルール

① 参加者を円に位置させる。
② リーダーは曲と動作を説明する（図）。
③ 参加者に前後から開始することを伝える。

ゲーム性 点数をあらかじめ決めておき（例：持ち点10点）、間違えた時に減点する。

難易度アレンジ

♥ ・リズムスピードを遅くする

♥♥♥ ・伴奏スピードを速くする。
・動きに「斜め」を入れる。

音楽リハビリのポイント

● この曲の場合は、歌いながら行うほうが早く慣れる。
● 両足をそろえての「左右」の動きは「前後」よりもむずかしくなる。
● 視覚・聴覚・発声機能・反射神経・下肢運動・体幹バランスを連動させることになる。
● 下肢の動く範囲に制限がある方は、動きの範囲を考慮する。

イメージ

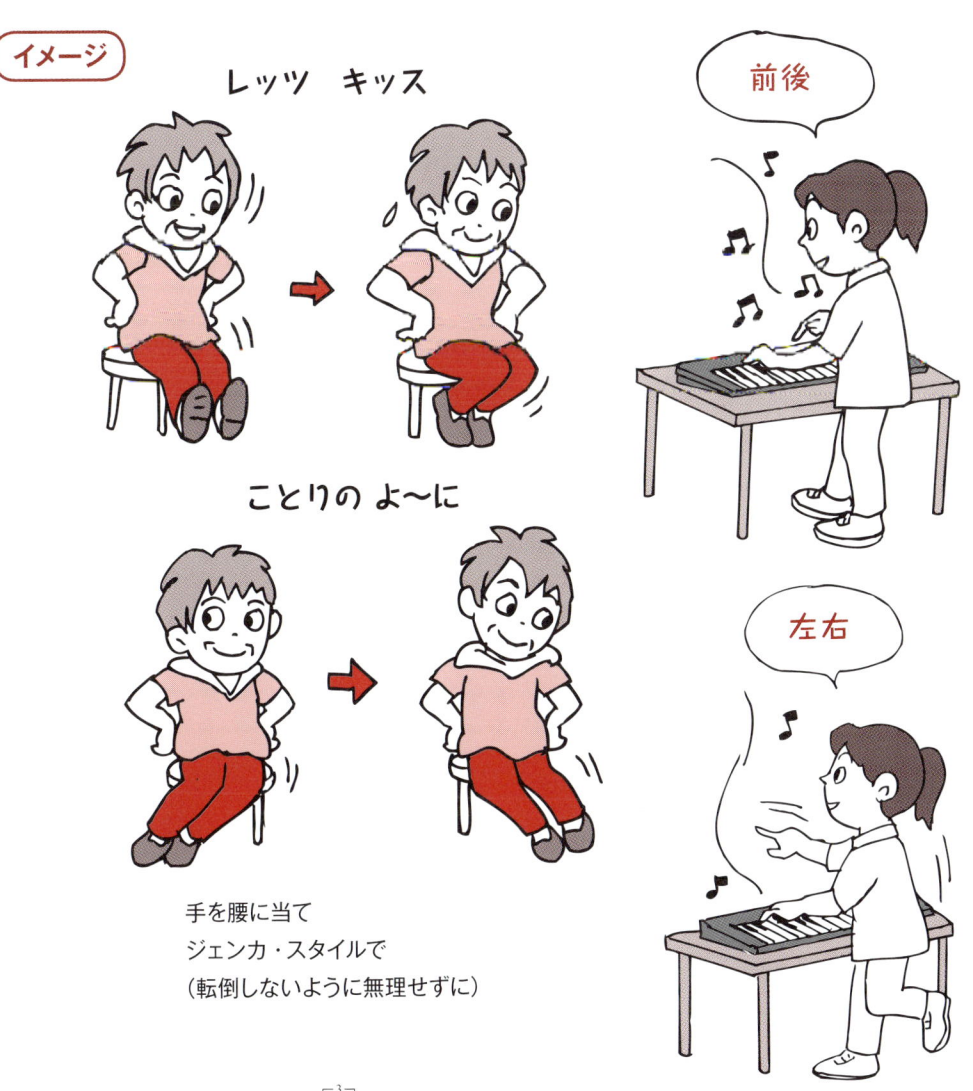

レッツ キッス

前後

ことりの よ〜に

左右

手を腰に当て
ジェンカ・スタイルで
（転倒しないように無理せずに）

運動 機能編

使用曲
**レット・キス
（ジェンカ）**

日本語詞：永 六輔
曲：Rauno Lehtinen

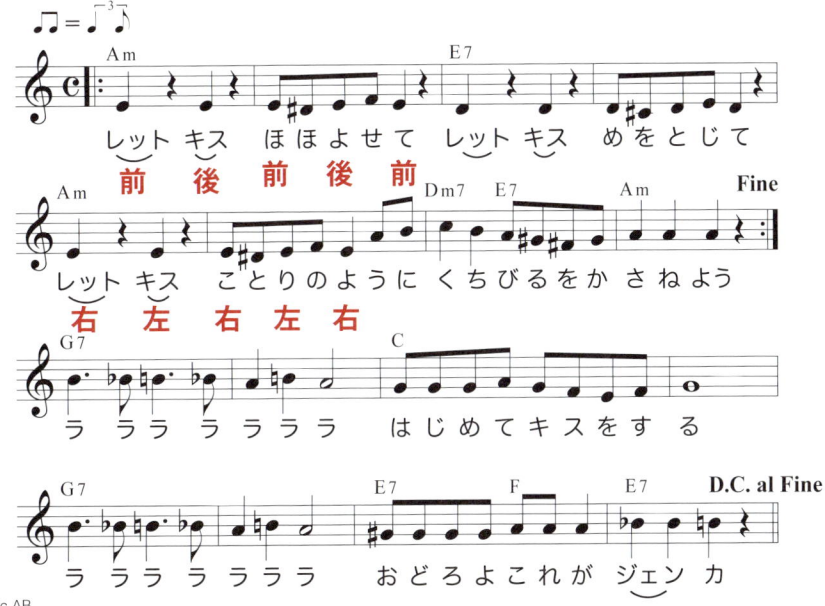

レット キス ほほよせて レット キス めをとじて
前 後 前 後 前

レット キス ことりのように くちびるを かさねよう
右 左 右 左 右

ラ ラ ラ ラ ラ ラ ラ はじめて キス を する

ラ ラ ラ ラ ラ ラ ラ おどろよ これが ジェン カ

LETKIS JENKA
RAUNO VAEINAEMOE LEHTINEN
© Copyright 1963 by Sweden Music AB
Rights for Japan controlled by Victor Music Arts, Inc.

言語機能編
介護予防の視点から

高齢者になると構音器官の可動域や細かな動きも低下し、さらに呼気量低下による発声の問題も認められるようになり、コミュニケーション活動が制限されます。また、知的機能の低下により、自発話の低下も認められるようになります。これらの問題点を克服するために、以下の課題で構音器官の動きや声量の拡大、語想起のための課題を用いたゲームを紹介します。

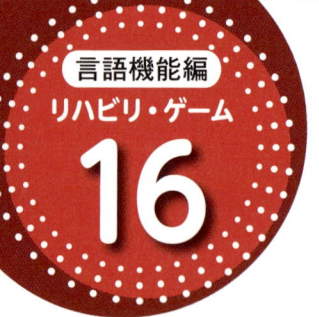

言語機能編 リハビリ・ゲーム 16

森のカテゴリー

ことば
主目的 語想起能力の向上
副目的 注意の持続能力・注意の転導能力の向上

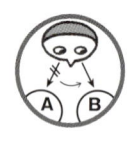

準備
- 人数：5人以上
- 使用楽器：キーボードやギター等（伴奏用）
- 使用物品：ホワイトボード、ボード用ペン

導入トーク

今から〈森のくまさん〉の替え歌で語想起ゲームをします。リズムに乗り遅れないように答えてください。答えた人は同時に、誰か他の人を指します。続きの問いかけの歌詞を歌って、次の人にバトンタッチします。

手順とルール

① 参加者をリーダーの前に横1列または円に位置させる。
② リーダーは〈森のくまさん〉の替え歌と語想起の説明をし、歌詞をボードに書いておく。（図）ひと通り全曲を歌い、答える箇所と全体のテンポを確認させる。
③ 出だしの「くだもの」はリーダーが歌い、次を指名して開始する。
④ 指された人は例えば「いちご」と答え、続けて歌詞「やさい」と問いかけて歌いながら次の人を指す。
⑤ 「のりもの」まで同じようにリレーしていく。

ゲーム性 点数をあらかじめ決めておき（例：持ち点10点）、間違えた時に減点する。

難易度アレンジ

♥
・カテゴリーを増やす
・カテゴリーの順番を決める
・伴奏スピードを遅くする

♥♥♥
・カテゴリーを減らす
・一度登場したことばは再登場させない
・カテゴリーの順番をランダムにする
・伴奏スピードを速くする

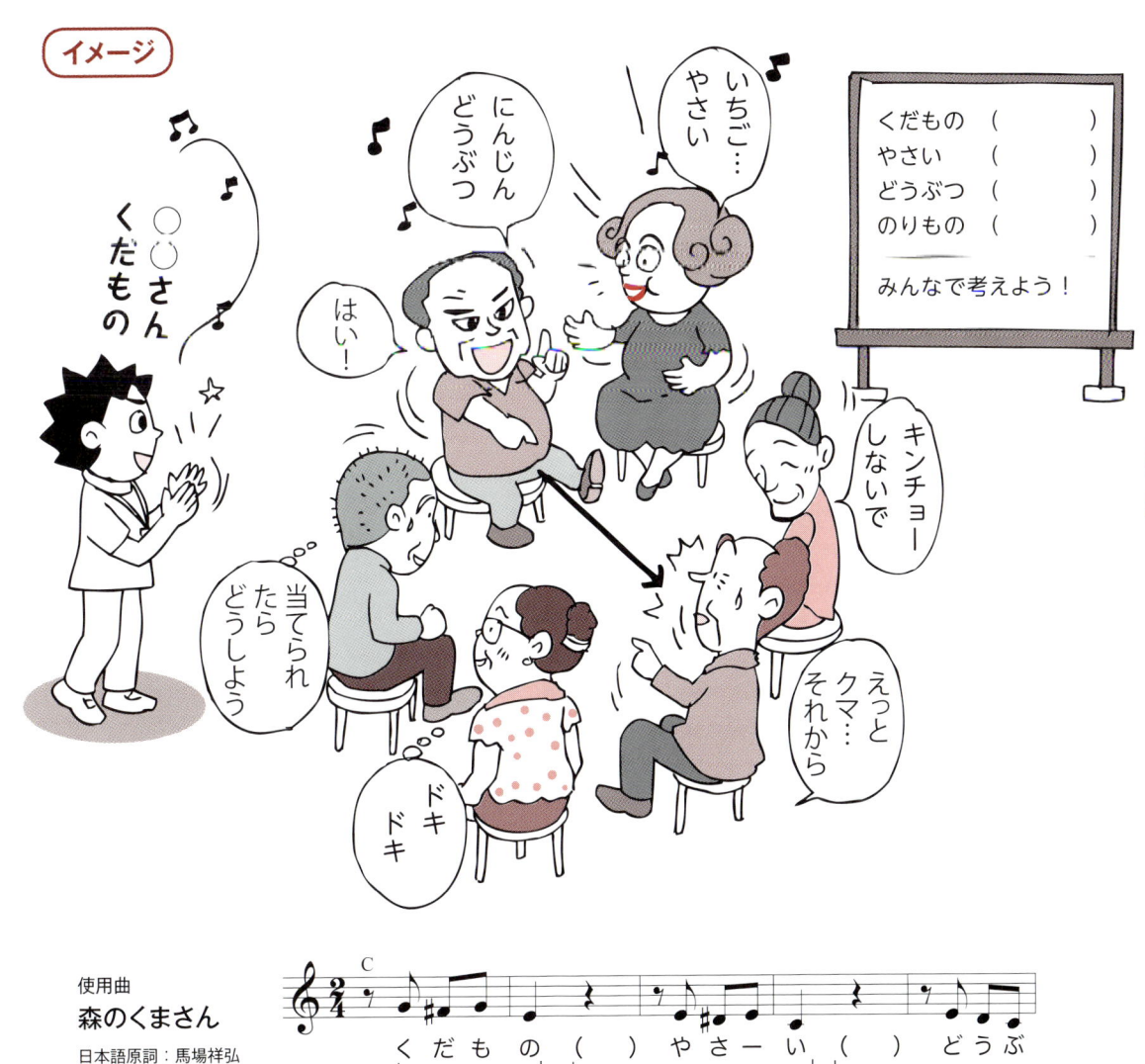

使用曲
森のくまさん
日本語原詞：馬場祥弘
曲：アメリカ民謡

音楽リハビリのポイント

- 歌詞とメロディーが結びつき、リズムの流れに乗って進行するので、自然にことばを想起しやすくなる。
- 視覚・聴覚・反射神経・発声発話能力・語想起能力・他者認知・集団適応を連動させることになる。
- 声量が低下している参加者はサポートする。

言語機能編
リハビリ・ゲーム 17

知床体操
しれとこ

主目的 声量のコントロール

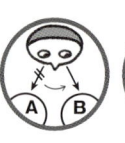

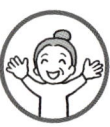

副目的 注意の持続能力・注意の転導能力の向上　上肢可動域の拡大

準備
人数：1人以上
使用楽器：キーボードやギター等（伴奏用）
使用物品：なし

導入トーク
　今から〈知床旅情〉をみなさんで歌いながら踊ってもらいます。踊り方には2つのパターンがあります。一つは両手を大きく上下に振りながら、もう一つは両手を小さく上下に振りながら踊ります。その「大きく」と「小さく」を1フレーズごと交互に繰り返して踊ります。その際、一緒に歌う声の大きさを、私が歌の途中で「同じ」と指示したら、大きな動きのときは大きな声で、小さな動きの時は小さな声で歌います。「逆」と指示したら、大きな動きの時は小さな声で、小さな動きの時には大きな声で歌ってください。

手順とルール
① 参加者をリーダーの前に横1列に位置させる。
② リーダーは声の大きさと動きの関係を説明する。
③ 「踊り」は常に「大きく」と「小さく」を1フレーズごと交互に踊る。

冒頭は、踊りを「大きく」から始める（赤字のフレーズは踊りを「大きく」）。

♪知床の岬に　「同じ→」ハマナスの咲くころ　「同じ→」思い出しておくれ
　「逆→」俺たちのことを　「逆→」飲んで騒いで　「同じ→」丘に登れば
　「逆→」遙か国後に　「逆→」白夜はあける

ゲーム性　点数をあらかじめ決めておき（例：持ち点10点）、間違えた時に減点する。

難易度アレンジ
♥
・リズムスピードを遅くする
・切り替えの指示を長い間隔にする
（例：2フレーズで1回）

♥♥♥
・伴奏スピードを速くする
・切り替えの指示を短い間隔にする
（例：1フレーズで2回）

音楽リハビリのポイント
●動作と声の大きさが一致している場合はたやすいが、逆の場合はむずかしい。
　切り替えがスムーズにできるよう、準備練習をしてもよい。
●視覚・聴覚・上肢運動・反射神経・発声発話機能・呼吸機能などを連動させることになる。
●上肢の動きの範囲に制限がある方は、動きの範囲を考慮する。
●声量が低下している参加者はサポートする

イメージ

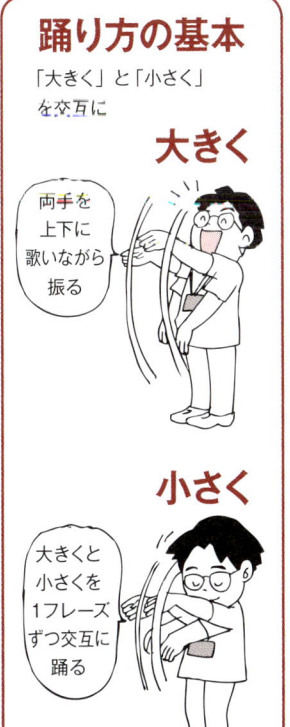

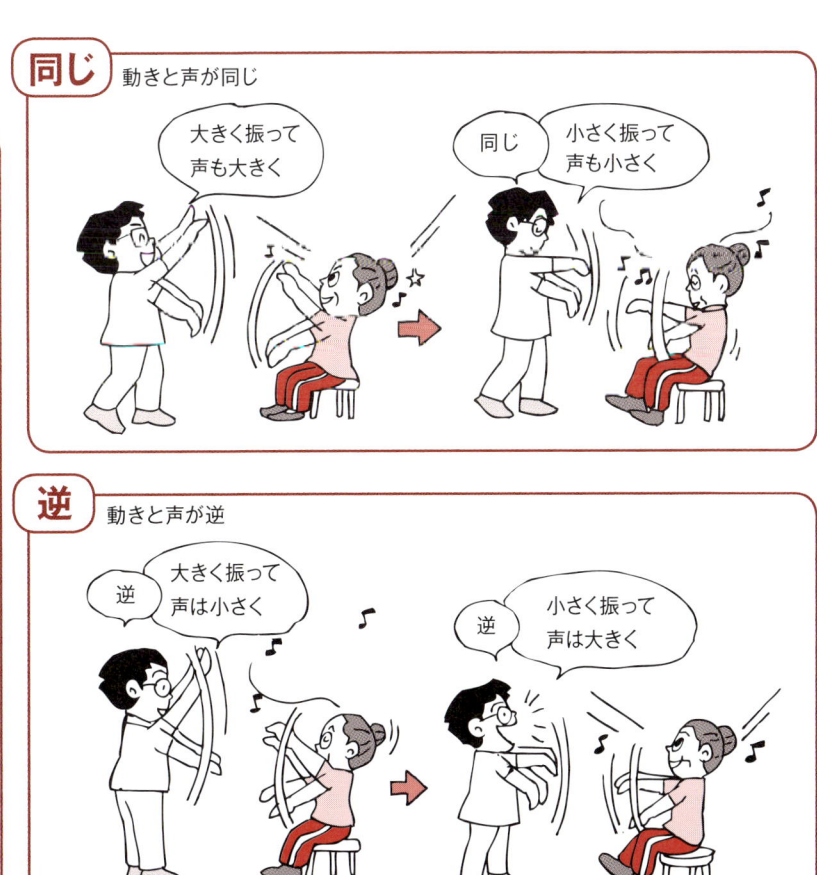

同じ 動きと声が同じ

- 大きく振って声も大きく
- 同じ 小さく振って声も小さく

踊り方の基本
「大きく」と「小さく」を交互に

大きく
両手を上下に歌いながら振る

小さく
大きくと小さくを1フレーズずつ交互に踊る

逆 動きと声が逆

- 逆 大きく振って声は小さく
- 逆 小さく振って声は大きく

言語 機能編

□ は踊りを大きく

使用曲
知床旅情
詞：森繁久彌
曲：森繁久彌

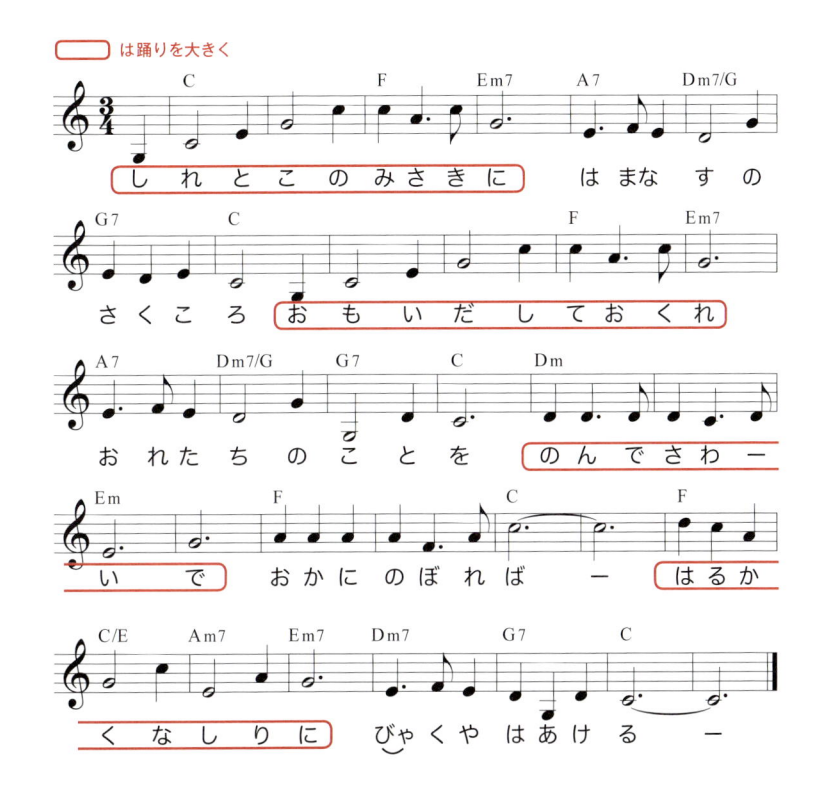

（楽譜）

しれとこのみさきに　はまなすの
さくころ　おもいだしておくれ
おれたちのことを　のんでさわー
いで　おかにのぼれば　ー　はるか
くなしりに　びゃくやはあける　ー

3大機能のための50の音楽ゲーム集 ● 79

**言語機能編
リハビリ・ゲーム
18**

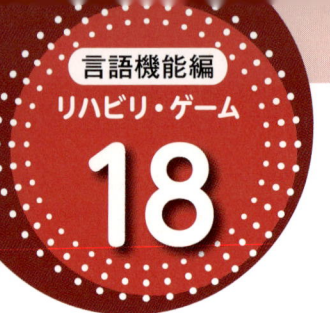

かえるのフー

主目的 呼気量の向上

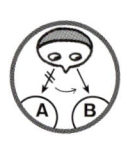

副目的 注意の持続能力・注意の転導能力の向上

準備
人数：1～5人
使用楽器：キーボードやギター等（伴奏用）
使用物品：ホワイトボード、ストロー風船（図）

導入トーク
今から私が〈かえるの合唱〉を歌います。歌詞の中で「カ行」または「ガ行」の文字のところでタイミングよく風船をふくらませてください。

手順とルール
① 参加者をリーダーの前に横1列か円に位置させる。
② リーダーは歌と風船をふくらませるタイミングを説明する（板書）

♪かえるのうたが　きこえてくるよ　ぐぁ ぐぁ ぐぁ ぐぁ　げろげろげろげろ　ぐぁ ぐぁ ぐぁ
　〇　　　　　　　〇　　　　　　〇　〇　〇　〇　〇　〇　〇　〇　〇　〇　〇

③ 参加者にストロー風船を渡す。
④ 司会者は歌を歌い開始する。

ゲーム性　点数をあらかじめ決めておき（例：持ち点10点）、間違えた時に減点する。

難易度アレンジ
♥ ・伴奏スピードを遅くする。
　・張りの抵抗が弱い風船でふくらませる。

♥♥♥ ・伴奏スピードを速くする。
　　・張りの抵抗が強い風船でふくらませる。

音楽リハビリのポイント
● 歌の後半では大量の吐く息が必要になる。長く吐き入れるのではなく、音の拍節ごとに短く息を送り込む。これは腹筋コントロールの練習になる。
● 上肢の動きの範囲に制限がある方は、動きの範囲を考慮する。
● 呼吸器に問題のある参加者はサポートする。

イメージ

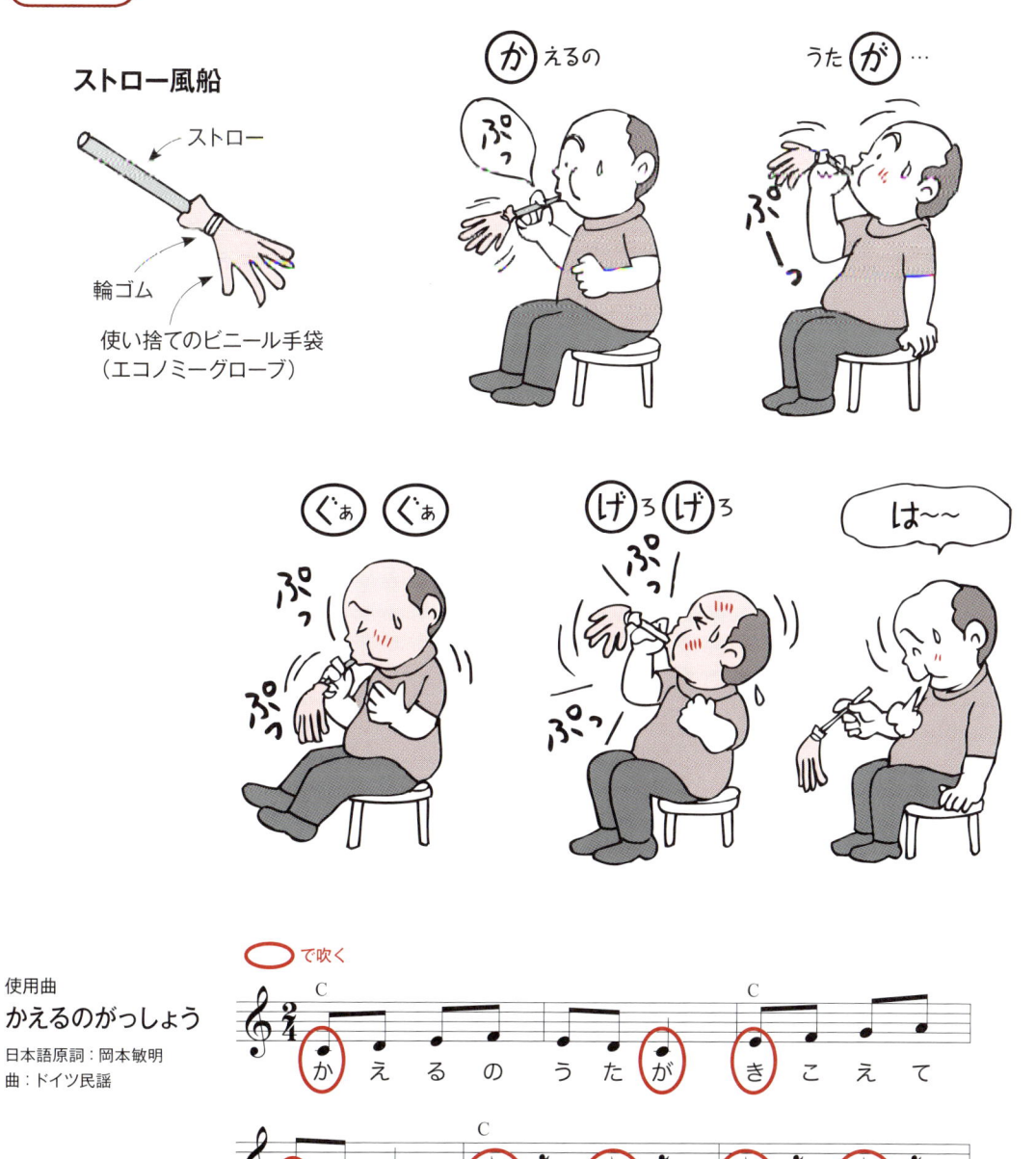

ストロー風船
　ストロー
　輪ゴム
　使い捨てのビニール手袋
　（エコノミーグローブ）

言語機能編

使用曲
かえるのがっしょう
日本語原詞：岡本敏明
曲：ドイツ民謡

○で吹く

かえるのうたが きこえて くるよ　ぐぁ ぐぁ ぐぁ ぐぁ（クワッ クワッ クワッ クワッ）
げろ げろ げろ げろ ぐぁ ぐぁ ぐぁ（ケケケケケケケケ クワッ クワッ クワッ）

日本語詞を作った岡本敏明氏による本来の歌詞表記は「クワッ　クワッ…　ケケケケ…」ですが、長らく慣用的に「ぐぁ　ぐぁ…げろげろげろげろ…」と歌われてきた現場も多く、とりわけ高齢者にはなじみが深いため、本書の課題では「げろげろ…」の表記を採用しました。

言語機能編
リハビリ・ゲーム
19

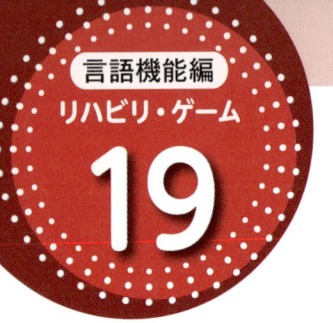

故郷のばし
（ふるさと）

主目的
発声持続能力の向上
呼吸量の拡大

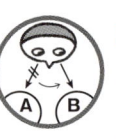

副目的
注意の持続能力・
注意の転導能力の向上
声量の拡大

準備
- 人数：4人×チーム数
- 使用楽器：キーボードやギター等（伴奏用）
- 使用物品：ホワイトボード、ボード用ペン、ストップウォッチ

導入トーク
　今から〈故郷〉を一人ずつ順番に2フレーズをリレーで歌ってもらいます。フレーズの終りの音を、私が指示した秒数のばしてもらいます。例えば「15秒」と指定したら、だいたい15秒かなと思うところまで伸ばして、次の人にタッチします。時計を見ながらではなく、直感に頼って声を伸ばしてください。それをストップウォッチで計測します。チームごとに合計し、秒数の誤差が少ないチームが勝ちです。

手順とルール
① 参加者を横一列に位置させる。
② リーダーは歌うフレーズ、伸ばす音の位置を説明する。

　♪うさぎおいしかのや**ま～**
　　○（「ま」を伸ばし、15秒と自身で判断したところで切ってもらう。
　　　そして次の参加者に交替して次のフレーズを歌ってもらう）

　こぶなつりしかのか**わ～**
　　○（「わ」を伸ばし、15秒と自身で判断したところで切ってもらう。
　　　そして次の参加者に交替して次のフレーズを歌ってもらう）以下同様。

③ 以上のようにリレーして歌うと15秒×4＝合計60秒となるがチームごとにどれだけ誤差が生じたかで勝敗を決定する。

ゲーム性　点数をあらかじめ決めておき（例：持ち点10点）、間違えた時に減点する。

難易度アレンジ
♥　・設定秒数を短くする
♥♥♥　・設定秒数を長くする
　　　・メンバーそれぞれ個別に秒数を変える

音楽リハビリのポイント
- 歌うことによって、声量の拡大とともに、深い腹式呼吸を身につける練習となる。
- 歌う前に準備練習をする（吐く＝呼気から始め、吐き切ること。このときお腹の筋肉を弛緩させると、自然にお腹がふくらみ、腹式の吸気が始まる）
- 呼吸器に問題のある参加者の場合はサポートする。

イメージ

言語 機能編

ここで息つぎ

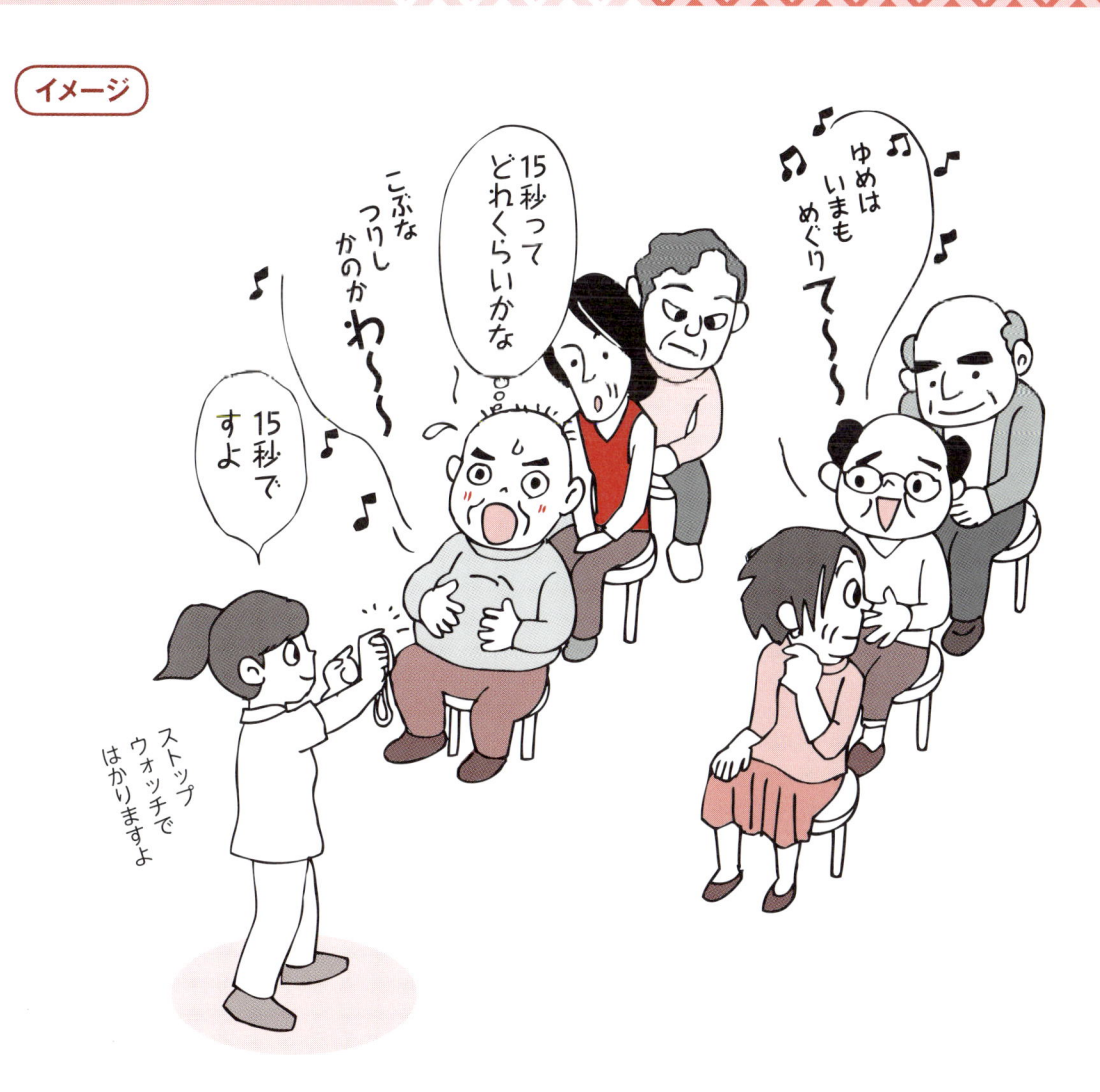

使用曲
故郷
詞：髙野辰之
原曲：岡野貞一

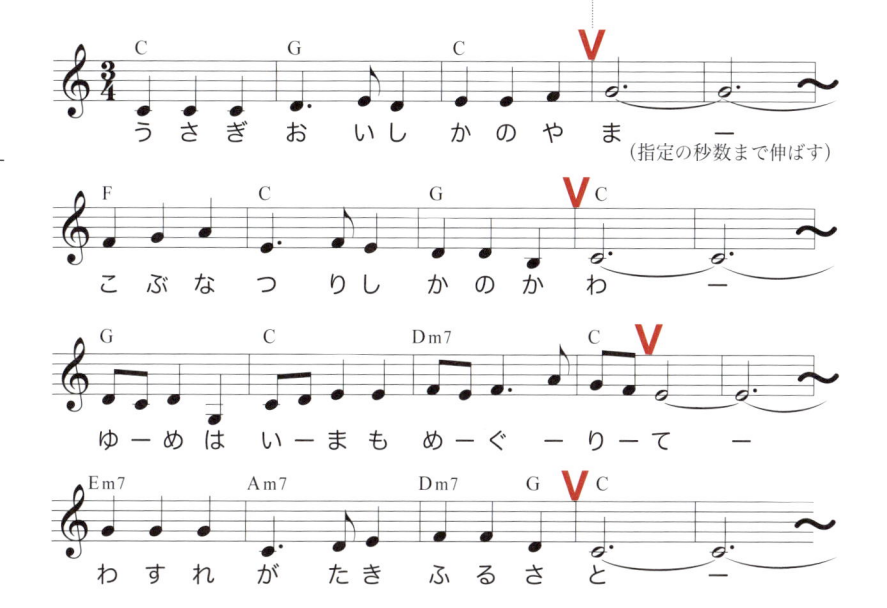

うさぎ おいし かのやま ―
（指定の秒数まで伸ばす）

こぶな つりし かのかわ ―

ゆーめは いーまも めーぐ ― りーて ―

わすれ が たき ふるさ と

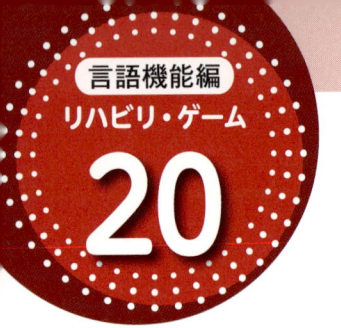

言語機能編
リハビリ・ゲーム 20
ベロ記憶

主目的 舌の運動能力の向上

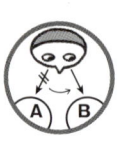

副目的 注意の持続能力・注意の転導能力の向上　短期記憶力の向上

準備
- 人数：1人以上
- 使用楽器：太鼓やタンバリン
- 使用物品：ホワイトボード、ボード用ペン

導入トーク

今から、リズムを3種類叩きます。よく聞いてください。次はこの3つのリズムに該当する「舌の動き」を決めます。例えば「トン・トン・トン・トン」の時は**舌を出したり引っ込めたり**します。「トトトトトトトト」の時は**左右に動かし**ます。「トント・トント・トント・トント」の時は**上下に動かし**ます。みなさんはこの3つのリズムを聴き分けて、舌を間違わないように動かしてもらいます。私の太鼓のリズムに合わせて動かしてください。

手順とルール

① 参加者をリーダーの前に横1列か円に位置させる。
② リーダーは太鼓のリズムと舌の動きの関連を説明・実演し、記憶してもらう。
　トン・トン・トン・トン→舌を出入
　トトトトトトトト→舌を左右
　トント・トント・トント・トント→舌を上下
③ リーダーは太鼓で3つの中から1つのリズムを叩いた後、「さん ハイ！」とかけ声。参加者は該当するリズムが指定した舌の動きを行う。参加者が舌を動かす間、リーダーはタン・タン・タン等の一定のリズムを打つ。
④ 3回試行したらリズムと動きの組み合わせを変える。

ゲーム性　点数をあらかじめ決めておき（例：持ち点10点）、間違えた時に減点する。

難易度アレンジ

♥　・舌の動きの種類を減らす
♥♥♥　・舌の動きの種類を増やす（例：舌を回す）

> イメージ

舌の運動です

トン トン トン トン

トン トン トン トン

トトトトトトトト

ト ト ト ト ト ト ト ト

トント・トント・トント・トント

トント トント トント トント

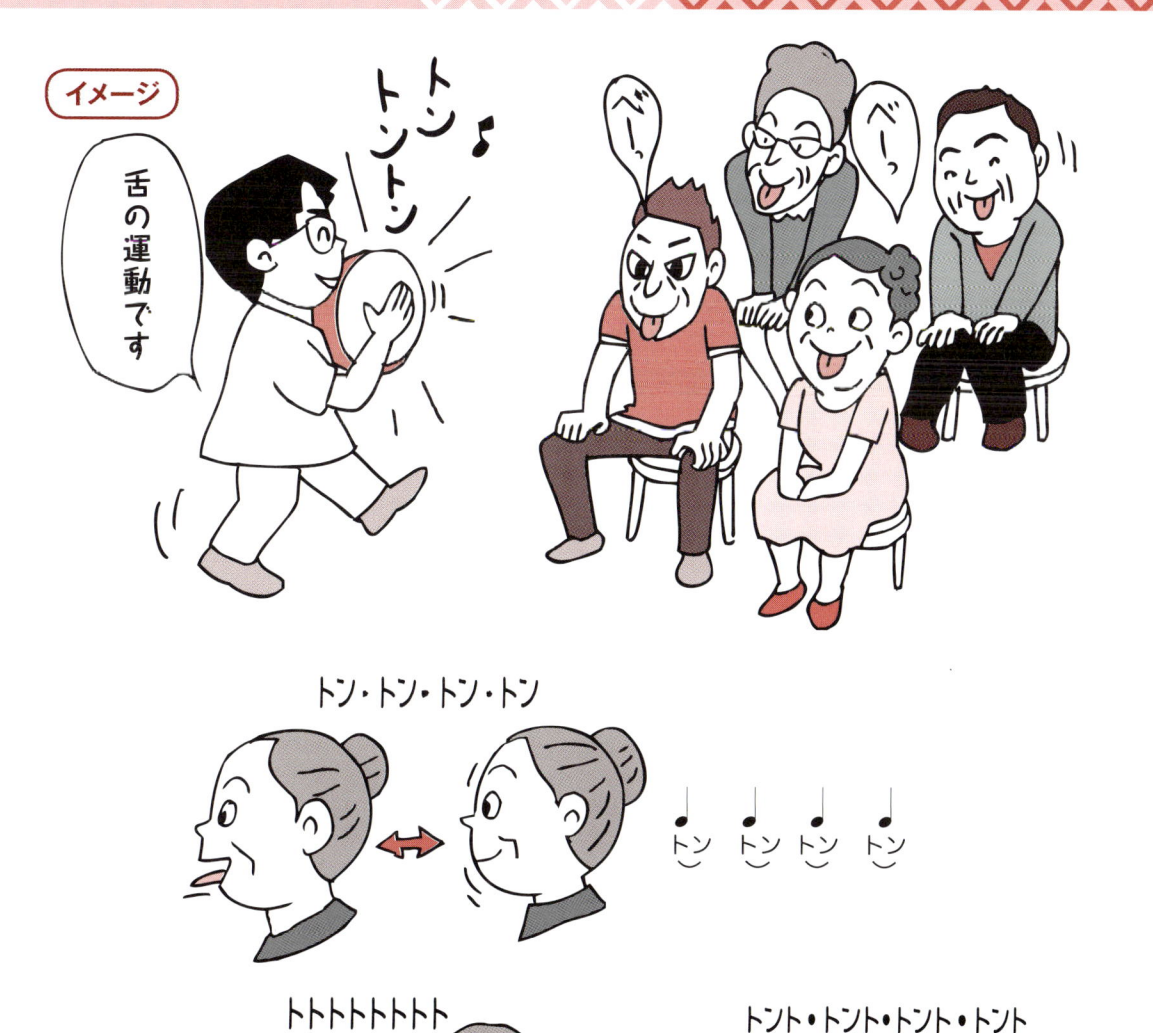

音楽リハビリのポイント

- 舌の動きを良くすることは、滑舌をよくする（発声・発話機能の向上）、唾液量を増やす（抗菌作用と消化能力の向上）、飲み込みをスムーズにし誤嚥を防ぐ（摂食・嚥下機能の向上）など、全身に関係する重要な役割を高めることになる。
- 日常、人前で舌を出す機会は少ないため、こうしたピンポイントでの訓練が有効となる。
- 構音器官に動きの制限がある方は考慮する。

言語機能編
リハビリ・ゲーム
21

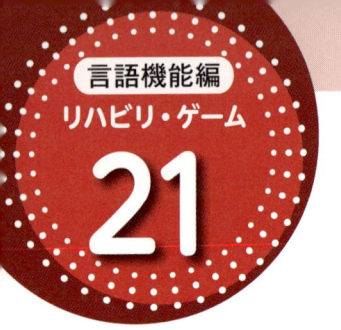

あいうの歌

ことば　主目的
語想起能力の向上

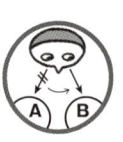

副目的
注意の持続能力・
注意の転導能力の向上

準備

人数：1人以上
使用楽器：ピアノやギター等（伴奏用）
使用物品：ホワイトボード、ボード用ペン

導入トーク

〈ドレミの歌〉を替え歌にして〈あいうの歌〉を歌います。例えば♪「あ～はアヒルのあ～」「い～はイルカのい～」と1フレーズずつ順番にみなさんに歌ってもらいます。各自、自分の順番が来るまでに言葉を考えておいてください。

手順とルール

① 参加者をリーダーの前に横1列または円に位置させる。
② リーダーは替え歌と語想起の説明をする。
③ 7音（例：あ・い・う・え・お・か・き）で語想起を止め「♪さあ歌いましょう」で区切る。2番は、続きの50音（く・け・こ・さ・し・す・せ）にするか、最初に使用した7音を再度繰り返す。
④ 3回試行したらリズムと動きの組み合わせを変える。

ゲーム性　点数をあらかじめ決めておき（例：持ち点10点）、間違えた時に減点する。

難易度アレンジ

♥
・伴奏スピードを遅くする
・一度発話した単語も使用してよい

♥♥♥
・伴奏スピードを速くする
・一度発話した単語は使用しない
・一人2フレーズずつ実施する

音楽リハビリのポイント

●良く知られたメロディーに乗せることで、3語からなる語（○○○）を想起しやすくする。
●声量の低下で聞き取りにくい場合は、サポートする。

イメージ

「あ〜」はアヒルのあ〜

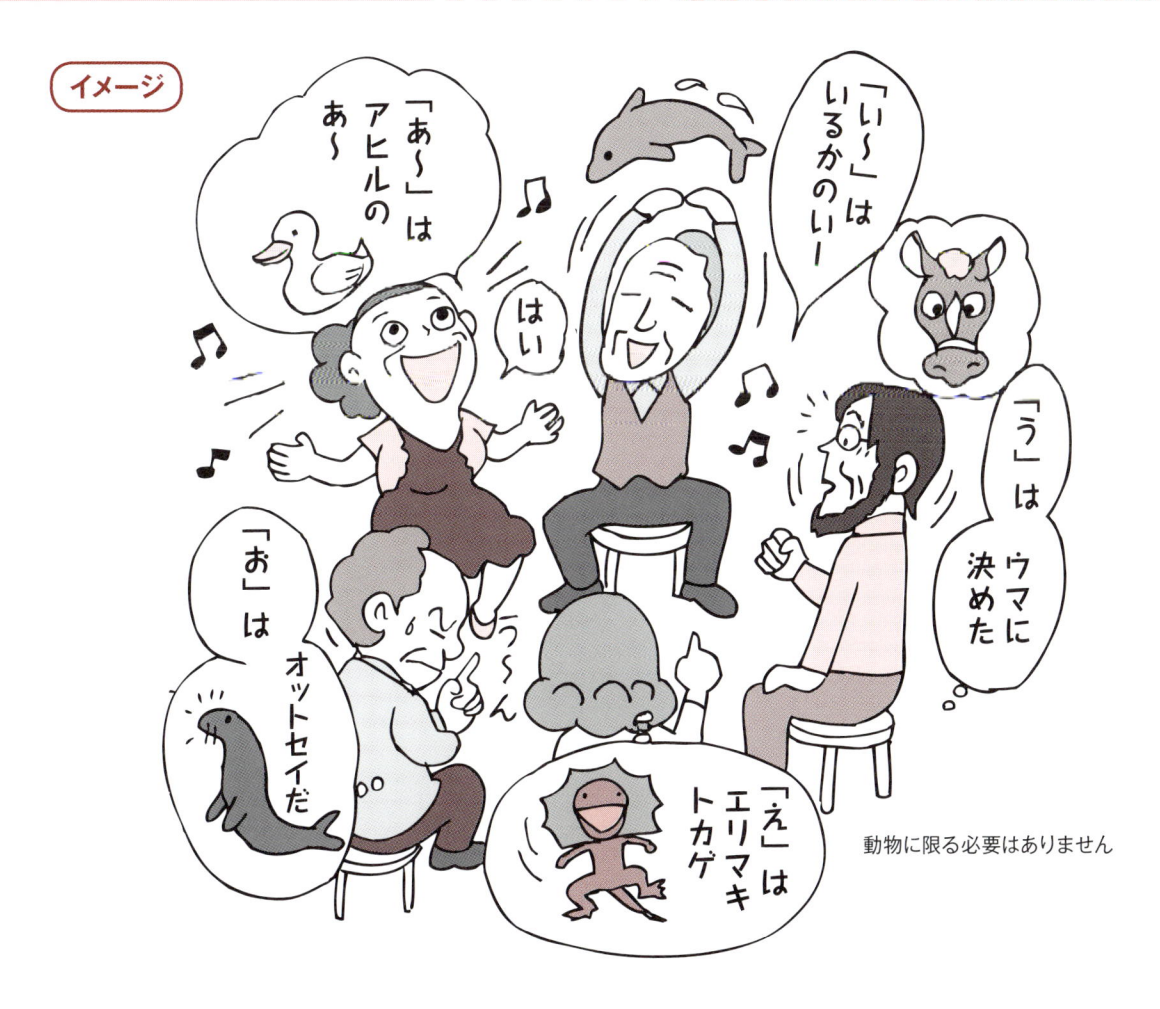

「い〜」はいるかのいー

「う」はウマに決めた

「え」はエリマキトカゲ

「お」はオットセイだ

う〜ん

はい

動物に限る必要はありません

言語 機能編

使用曲
ドレミの歌
日本語原詞：ペギー葉山
曲：Richard Rodgers

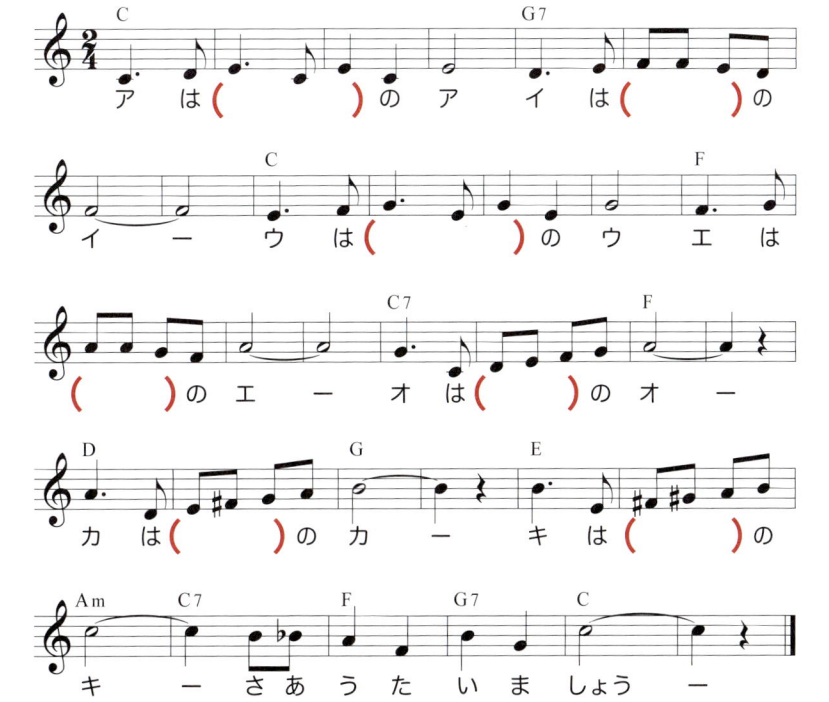

アは（　）のア　イは（　）の
イ　ー　ウは（　）のウ　エは
（　）のエ　ー　オは（　）のオ　ー
カは（　）のカ　キは（　）の
キ　ーさあうたいましょうー

DO-RE-MI
Lyrics by Oscar Hammerstein II
Music by Richard Rodgers
©1959 by Richard Rodgers and
　Oscar Hammerstein II
Copyright Renewed
WILLIAMSON MUSIC owner of
　publication and allied rights
　throughout the world
International Copyright Secured
All Rights Reserved

3大機能のための50の音楽ゲーム集● 87

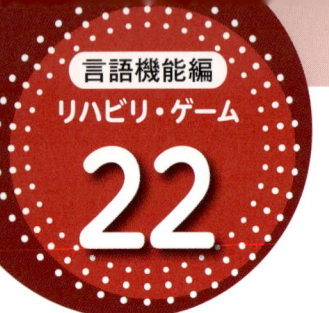

言語機能編
リハビリ・ゲーム
22 こだまなかま

主目的 ことば　語想起能力の向上

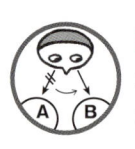

副目的 注意の持続能力・注意の転導能力の向上

準備
人数：1人以上
使用楽器：ピアノやギター等（伴奏用）
使用物品：ホワイトボード、ボード用ペン

導入トーク
今から〈二人は若い〉の曲に合わせて語想起をします。例えば歌詞の「♪あなた」のところを私が「やさい」とか「くだもの」とかに変えて歌いますので、みなさんはそれに当てはまるようなことばを考えて歌って答えてください。

手順とルール
① 参加者を横1列か円に位置させる。
② リーダーは替え歌と語想起の説明をする（板書する）。

　♪「やさい」とよべ〜ば（　　　　）と答える
　あなたのこだまの　うれしさ〜よ
　「くだもの」→（　　　　）
　空はあおぞら　○○さんは若い

③ （　　　）の部分を参加者に答えさせる。
④ 合いの手を呼び出す箇所の出題（例：くだもの）はリーダーが決める。
　（魚、鍋もの、お酒、デザート etc．種類がすぐ答えられるものを出題する）

ゲーム性　点数をあらかじめ決めておき（例：持ち点10点）、間違えた時に減点する。

難易度アレンジ
♥
・カテゴリーを増やす
・一度答えた単語を再使用してよい
・伴奏スピードを遅くする

♥♥♥
・カテゴリーを減らす
・一度答えた単語は再使用しない
・伴奏スピードを速くする

音楽リハビリのポイント
● 替え歌では「元歌」という固定したワクがあるため、そこにことば（歌詞）を当てはめやすい。掛け合いは、リズムと呼吸をうまく展開させる必要がある。それには「緊張させない」「間違えてもOKとして止まらずに次に進める」「答をほめる」。以上が原則である。
● 声量の低下がある参加者はサポートする。

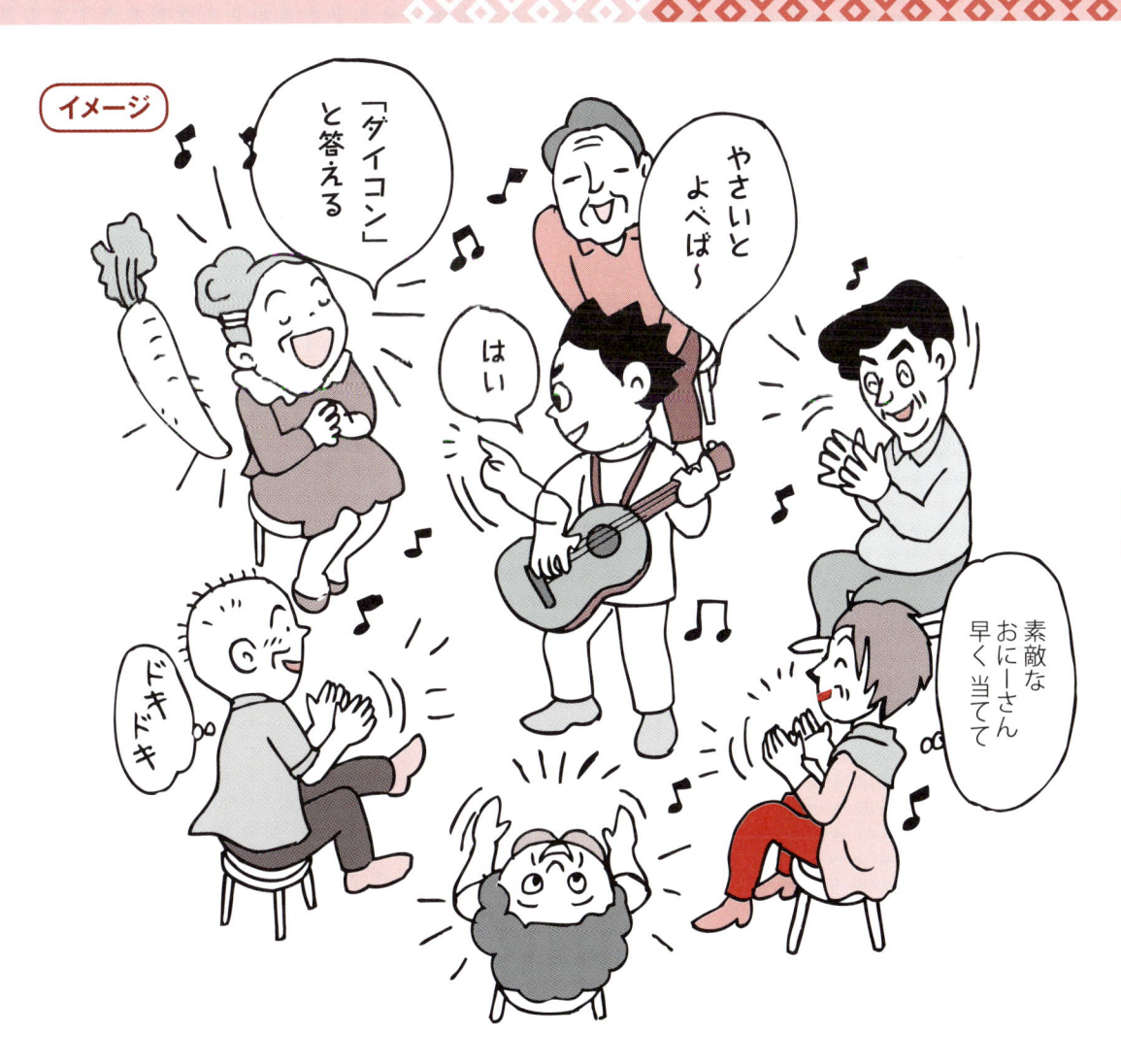

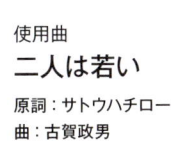

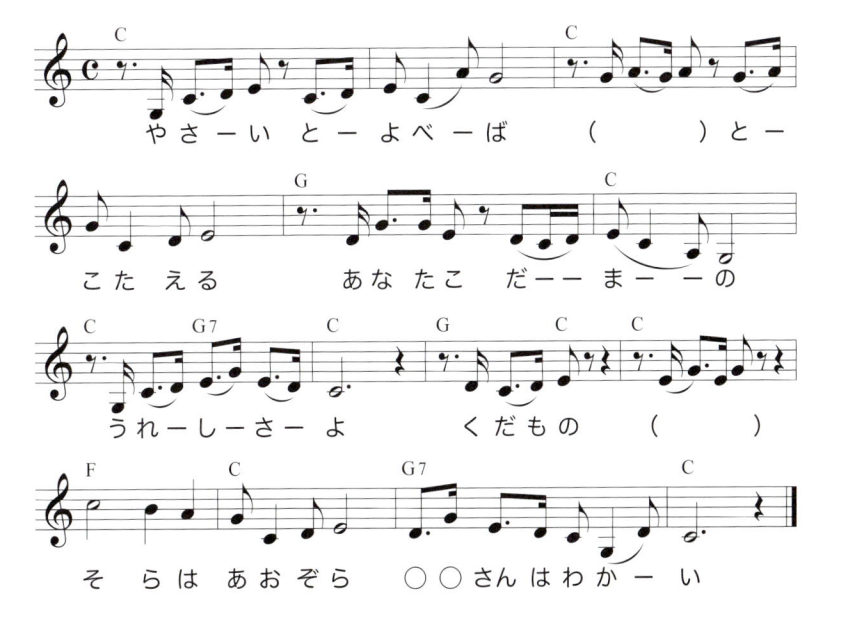

イメージ

言語 機能編

使用曲
二人は若い
原詞：サトウハチロー
曲：古賀政男

やさーい とー よべーば （　　）とー
こた える　あなたこ だーまーの
うれーしーさー よ　くだもの （　　）
そ らは あおぞら　○○さんはわかーい

言語機能編
リハビリ・ゲーム 23

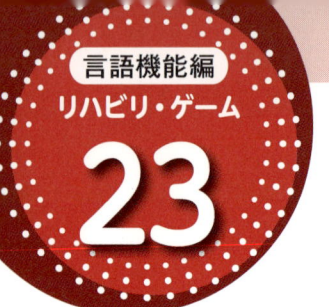

名詞チョイス

主目的 ことば
喚語能力の向上

副目的 さっき
短期記憶力の向上

準備
人数：1人以上
使用楽器：キーボードやギター等（伴奏用）
使用物品：なし

導入トーク
今から〈七つの子〉をみなさんで歌いましょう！その際、私が1フレーズごとに歌を切って皆さんに質問をします。みなさんは私の「せ〜の！」に合わせて、その答を答えてください。

手順とルール
① 参加者を円に位置させる。
② リーダーは曲と動作を説明する。
③ ♪カラス〜なぜ泣くの〜カラスは山に〜　（質問）「カラスはどこに？　せ〜の！」
　可愛い七つの子があるからよ〜　（質問）「いくつの子？　せ〜の！」

ゲーム性　答えを間違えた場合は、失敗ポイントを与える。

難易度アレンジ
♥
・質問の数を減らす
・答えるまでの時間を長くする

♥♥♥
・質問を名詞以外のものにする
・答えるまでの時間を短くする
・〈あんたがたどこさ〉を替え歌として使い、固有名詞や動物の名前を記憶させ、質問する（譜例）

音楽リハビリのポイント
●歌いながら、歌詞の内容を記憶することに意識を集中させることになる。
●声量が低下している参加者は配慮する

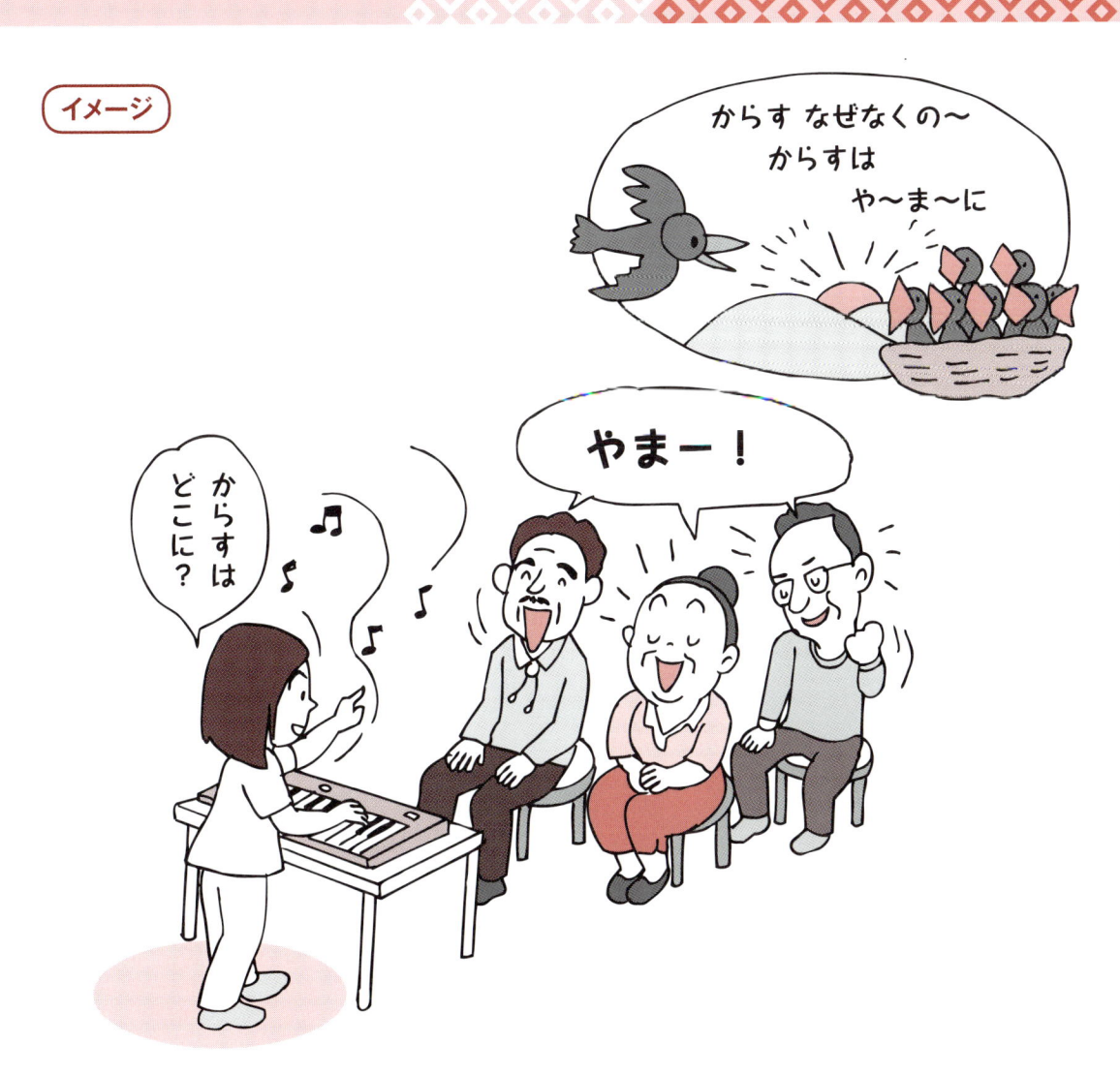

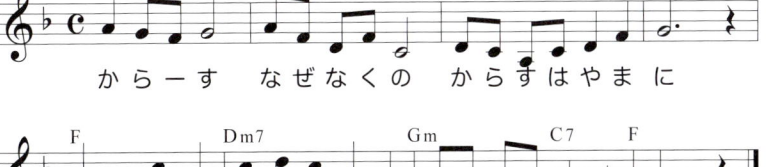

イメージ

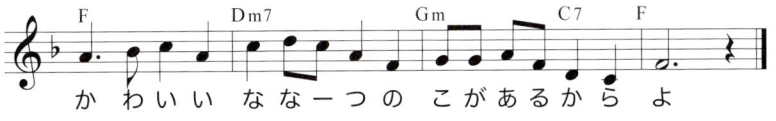

> からす なぜなくの〜
> からすは
> や〜ま〜に

> からすは
> どこに？

> やまー！

言語 機能編

使用曲
七つの子
詞：野口雨情
曲：本居長世

からーす なぜなくの からすはやまに
かわいい なーつの こがあるから よ

その他候補曲

この課題に使える曲は他にもいくつかあります。〈あんたがたどこさ〉のように固有名詞が入っている曲も使いやすいと思います。

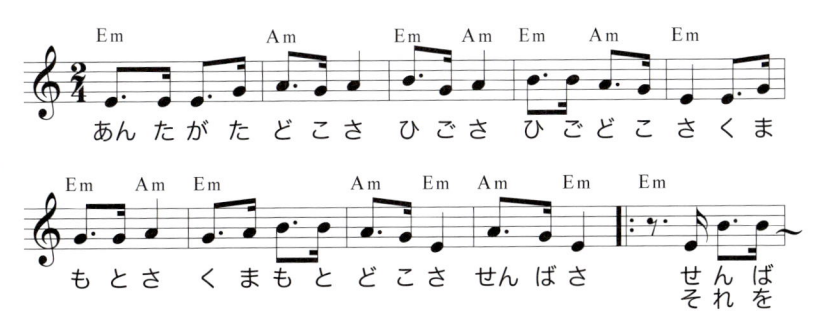

あんたがた どこさ ひごさ ひごどこさ くま
もとさ くまもと どこさ せんばさ
せんば それを

3大機能のための50の音楽ゲーム集 ● 91

言語機能編
リハビリ・ゲーム 24

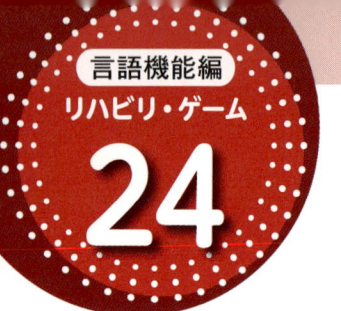

トントン語想起

主目的
喚語能力の向上

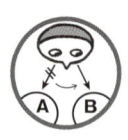

副目的
注意の持続能力・注意の転導能力の向上

準備
人数：2人以上
使用楽器：タンバリン×参加人数
使用物品：なし

導入トーク
　今からトントン語想起をします。トントンという音からことばを思い浮かべてもらい、タンバリンで叩いた数と同じ文字数の語を答えてください。例えば「トン・トン・トン」と3回叩いたら、「み・か・ん」などのようにです。その際タンバリンを叩いた人は、次の人を選んで指差ししてください。タンバリンを叩く回数は基本的に2回か3回のどちらかにします。

手順とルール
① 参加者を円に位置させる。
② リーダーは動作を説明する（図）。
③ 答を言ったあと、次の人用にタンバリンを2回か3回叩いて、誰かを指差すという一連の動きを理解させる。

ゲーム性　失敗したら失敗ポイントを与える。

難易度アレンジ
♥　・叩くスピードを遅くする
　　・叩く回数を固定（2回等）する

♥♥♥　・叩くスピードを速くする
　　　・叩く回数に4回を入れる
　　　（つまり発話する語は4文字となる）

音楽リハビリのポイント
● 2拍または3拍をリズムで打つのは易しいし、同じ拍のことばを想起するのも易しいので慣れてきたら「トトント」（＝自転車、デパート、地球儀など）や、「トントトン」（＝こんにちは、よっこらしょ、待ってます）のようなリズムを実施するのもよい。
● 上肢の動きの範囲に制限がある方は、動きの範囲を考慮する

イメージ

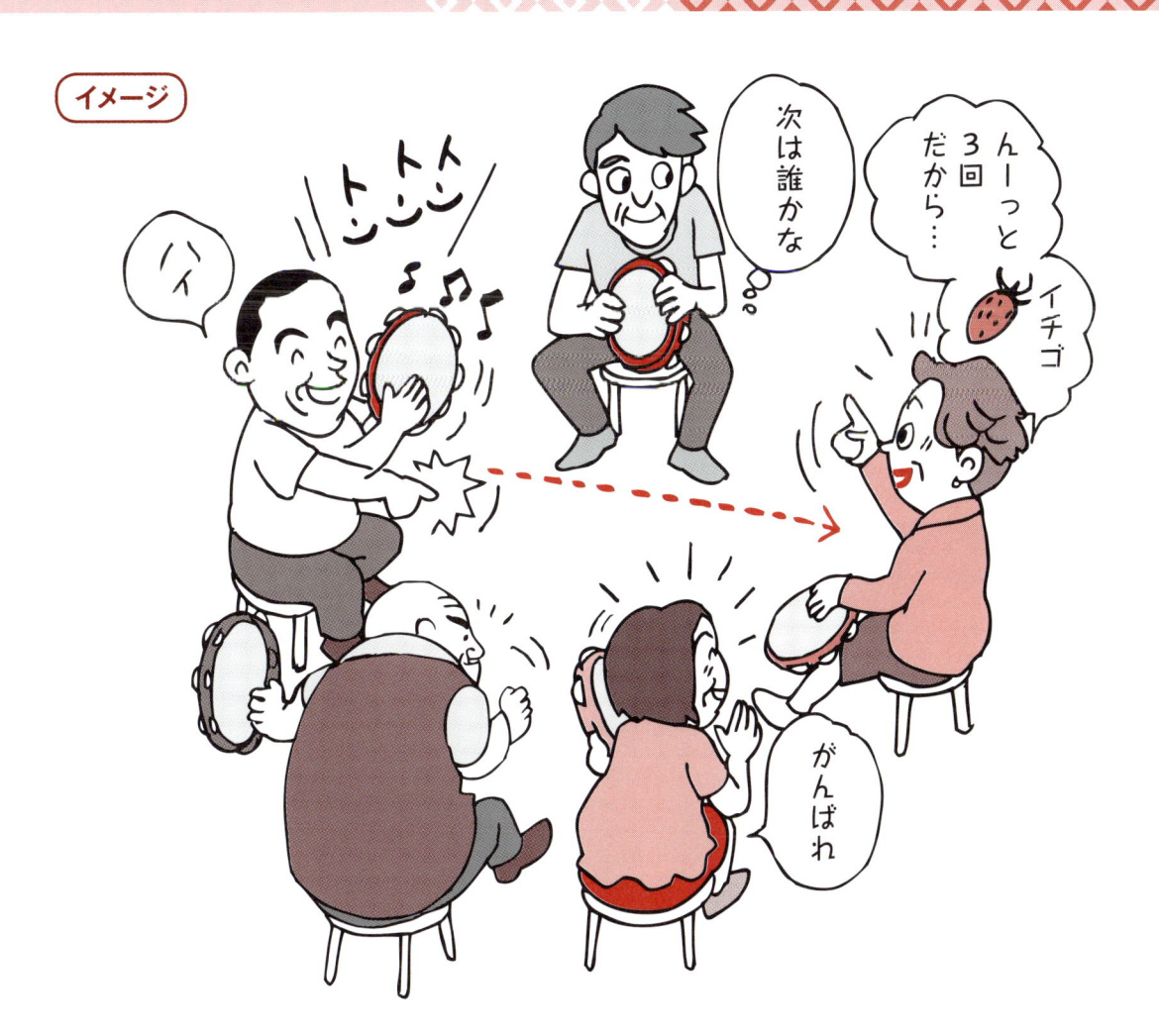

言語 機能編

使用リズム例

| 4/4 ♩ ♩ ♩ ♩ 𝄽 :|
トン トン トン
み か ん
た ま ご

| 4/4 ♩ ♫ ♩ 𝄽 :|
トン ト ト トン
こん にち は
待っ て こ ら
　　　　　しょ
　　　　　　ます

| 4/4 ♫ ♫ ♩ :|
ト ト ト ト トン
ふ く し ま けん

| 2/4 ♪ ♫ ♪ :|
ト トン ト
自 転 車
デ パート
地 球 儀

| 4/4 ♩. ♪ ♩ 𝄽 :|
トーン ト トン
よ ー い ドン

**言語機能編
リハビリ・ゲーム
25**

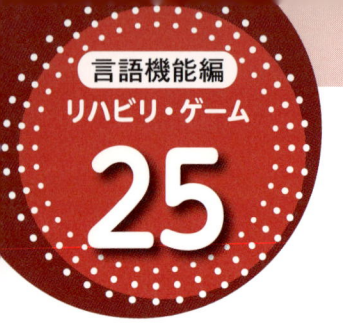

歌かんじ

主目的
漢字形態想起能力の向上

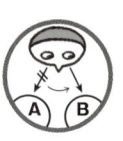

副目的
注意の持続能力・注意の転導能力の向上

準備
- 人数：1人以上
- 使用楽器：キーボードやギター等（伴奏用）
- 使用物品：曲の歌詞に出てくる漢字をカードにしたもの、ピコピコハンマー

導入トーク
　今から〈雨ふり〉を歌います。みなさんのテーブルの上に、歌詞の中に出てくる漢字が1文字ずつカードで置かれています。歌詞が歌われたら、その漢字を見つけてピコピコハンマーでリズムよく叩いて歌ってください。

手順とルール
① 参加者を机の前に位置させる。
② 参加者の前に、歌われる歌詞の漢字カードを並べる（例：雨ふり＝雨、降、母、…）。
③ 参加者が歌を聴きながら漢字を見つけたら、次の漢字が出てくるまでその漢字カードをピコピコハンマーで叩き続けることを理解させる。
④ ♪あめあめ 雨　ふれふれ 降　かあさんが 母　じゃのめでおむかい 迎
　　うれしいな〜　ピッチピッチ チャップチャップ らんらんらん…　（迎 を叩き続ける）

ゲーム性　いくつ漢字を見つけて叩けるかで点数を競う。

難易度アレンジ
- ♥　・叩くスピードを遅くする
　　・漢字の選択肢を減らす
- ♥♥♥　・伴奏スピードを速くする
　　　・漢字の選択肢を増やす
　　　・歌詞に関係のない漢字を入れる

音楽リハビリのポイント
● はじめは、歌詞が良く知られており、漢字がすぐ思い浮かぶなじみの曲を選ぶ。
● 上肢の動きの範囲に制限がある方は、動きの範囲を考慮する。

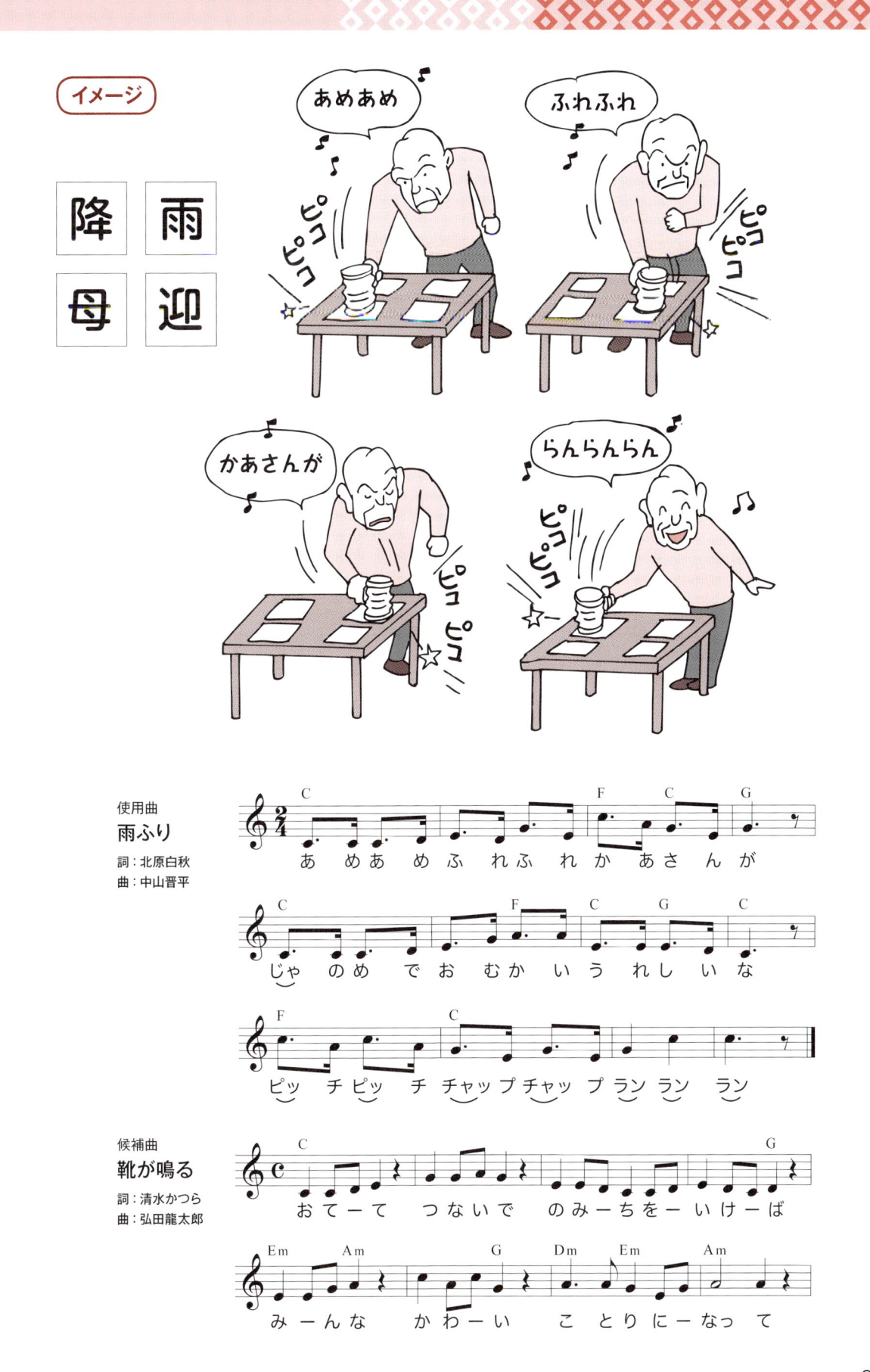

イメージ

雨 降
迎 母

使用曲
雨ふり
詞：北原白秋
曲：中山晋平

あめあめ ふれふれ かあさんが
じゃのめで おむかい うれしいな
ピッチピッチ チャップチャップ ランランラン

候補曲
靴が鳴る
詞：清水かつら
曲：弘田龍太郎

おてて つないで のみちを いけば
みんな かわい ことりに なって

認知機能編
介護予防の視点から

高齢者になると生活の場面で、注意力の低下を予測される行動が多く見られます。たとえば、やかんを火にかけていたのに、掃除を始めたら忘れていたという例などです。以下の課題では、これらの問題点を克服するために注意力、記憶力を必要とする音楽リハビリ課題を中心に紹介しました。また高次脳機能障害の方のためのさまざまな課題も取り入れました。

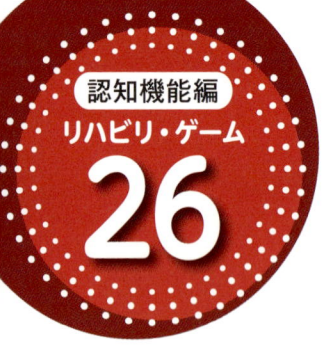

認知機能編 リハビリ・ゲーム 26

いろんな太鼓みつけた

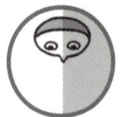

主目的 半側空間無視の改善

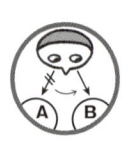

副目的 注意の持続能力・注意の転導能力の向上

準備
人数：1〜5人
使用楽器：大、中、小の太鼓×参加人数　キーボードやギター等（伴奏用）
使用物品：ホワイトボード

導入トーク
今から〈ちいさい秋みつけた〉をアレンジした〈いろんな太鼓みつけた〉を歌います。みなさんはボードに示した歌詞に該当する「大」「中」「小」の太鼓をリズムに乗って叩いてください。

手順とルール
① 大・中・小の太鼓をランダムに参加者の前に3個ずつ並べる。
② ホワイトボードに歌詞を書く（図）。
③ リーダーは伴奏をして、どの歌詞の部分でどのように叩くか説明をする。
　（例）小さい太鼓（タン・タンと2回）以下どのフレーズも2回ずつ叩く 等。
④ 準備した楽器の前に参加者を座らせ、バチを渡す。

ゲーム性　点数をあらかじめ決めておき（例：持ち点10点）、間違えた時に減点する。

難易度アレンジ

♥
・伴奏スピードを遅くする
・叩く回数を減らす（例えば1回ずつ）
・大、中、小のうちの一つだけとする
（例えば小さい太鼓を4フレーズ続ける等）

♥♥♥
・伴奏スピードを上げる
・打つ数を増やす（例えば4回ずつ）
・歌いながら叩く

イメージ

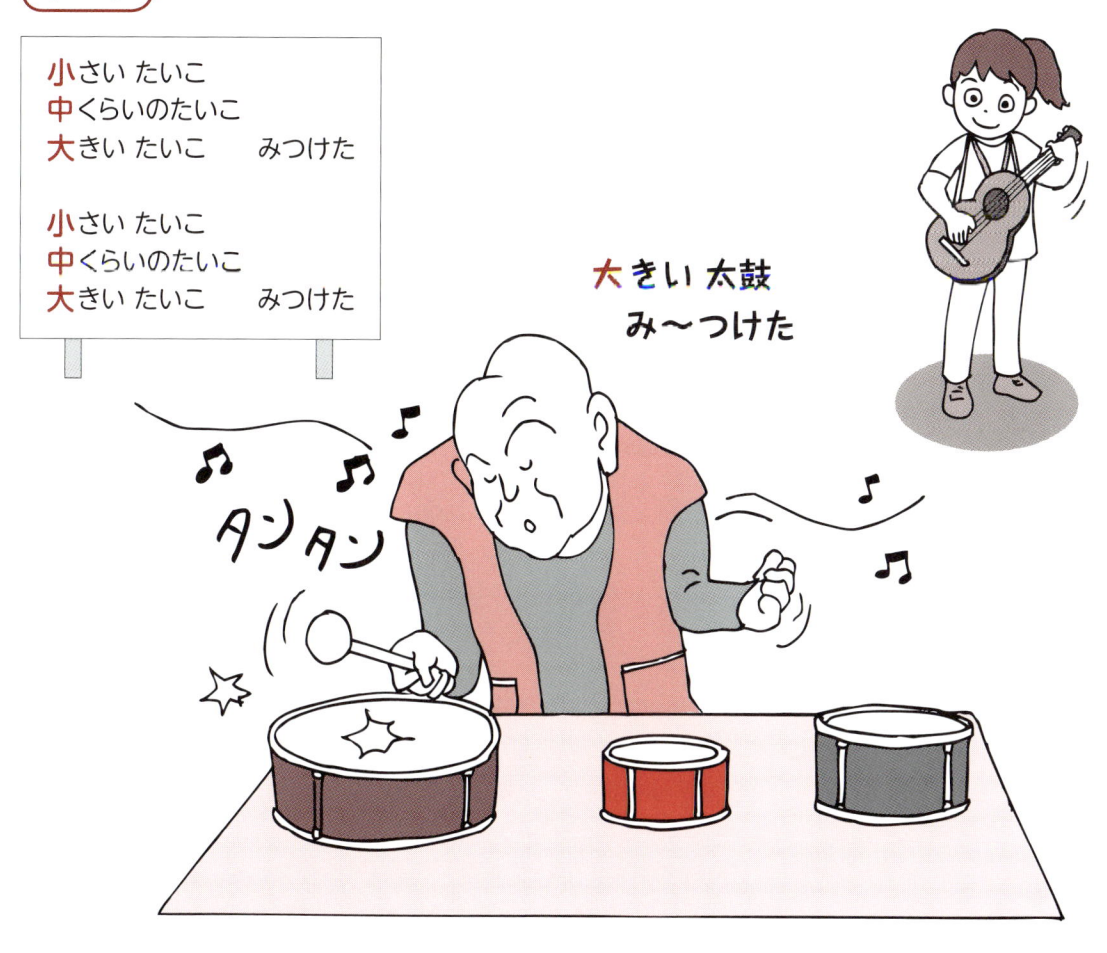

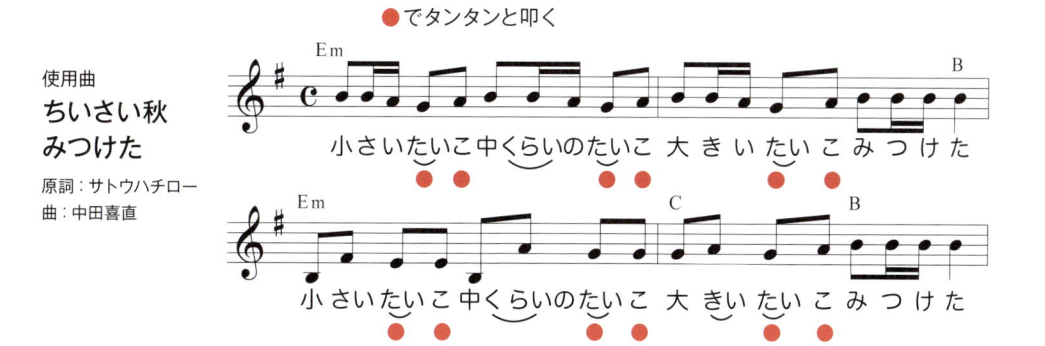

小さい たいこ
中くらいのたいこ
大きい たいこ　　みつけた

小さい たいこ
中くらいのたいこ
大きい たいこ　　みつけた

大きい 太鼓
み〜つけた

タンタン

●でタンタンと叩く

使用曲
**ちいさい秋
みつけた**
原詞：サトウハチロー
曲：中田喜直

小さいたいこ　中くらいのたいこ　大きいたいこ　みつけた

小さいたいこ　中くらいのたいこ　大きいたいこ　みつけた

認知機能編

音楽リハビリのポイント

- 半側空間無視は、左側の空間を無自覚のまま無視してしまう症状である。その改善のために、左側←→右側を往復しながらねらった楽器を鳴らす練習が有効となる。
　この曲はよく知られており、シンプルなリズムに合わせやすい。
- 上肢の動きの範囲に制限がある方は、動きの範囲を考慮する。

認知機能編 リハビリ・ゲーム 27 ドレミの鳴子

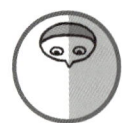

主目的 半側空間無視の改善

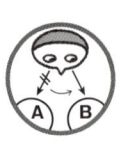

副目的 注意の持続能力・注意の転導能力の向上

準備

人数：1人以上
使用楽器：鳴子7個×参加人数　キーボードやギター等（伴奏用）
使用物品：ホワイトボード、ビニールテープ、「ド」から「シ」まで1文字ずつ書いた紙

導入トーク

今から〈ドレミの歌〉を歌います。「ド～はドーナツのド～」の時は「ド」が貼ってある鳴子を、「レ～はレモンのレ～」の時は「レ」が貼ってある鳴子を元気に鳴らしてください。

手順とルール

① 7個の鳴子のそれぞれに「ド」～「シ」の紙を1枚ずつ貼り付ける（マジックで書いてもよい）それを参加人数分作成する。
② 参加者の前の机に色テープを7枚貼る。その際、テープの貼る位置の高さを変える（図）。
③ ①で準備した鳴子を机のうえに貼ってあるテープの位置に置く。
④ 準備した鳴子の前に参加者を座らせる。
⑤ リーダーは「ド～はドーナツのド～」と歌っている間は、歌と一緒にドの紙が貼ってある鳴子を鳴らすように指示し、1フレーズ歌ったら4カウント数えるので、その間に次の音が貼ってある鳴子を用意するように指示する。

ゲーム性　点数をあらかじめ決めておき（例：持ち点10点）、間違えた時に減点する。

難易度アレンジ

♥
・伴奏スピードを遅くする
・1フレーズの間のカウントを長くする
・（切り替えのタイミングを長く設定する）
・すべての鳴子を水平の位置にそろえて置く

♥♥♥
・伴奏スピードを上げる
・1フレーズの間のカウントを短くする
（切り替えのタイミングを短く設定する）
・鳴子の順番を音順ではなくランダムに置く

音楽リハビリのポイント

● 半側空間無視は、左側の空間を無自覚のまま無視してしまう症状である。その改善のために、7個の鳴子を**左右・上下に散らばせて、左側←→右側を往復し確認しながら拾う練習**が有効となる。〈ドレミの歌〉はド～シ音が連続して出てくるので、音名を拾いやすい。
● 上肢の動きの範囲に制限がある方は、動きの範囲を考慮する。

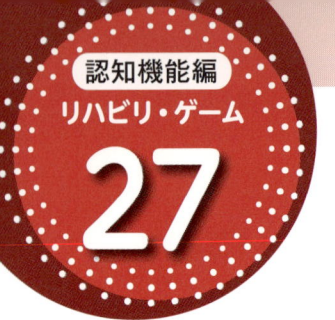

イメージ

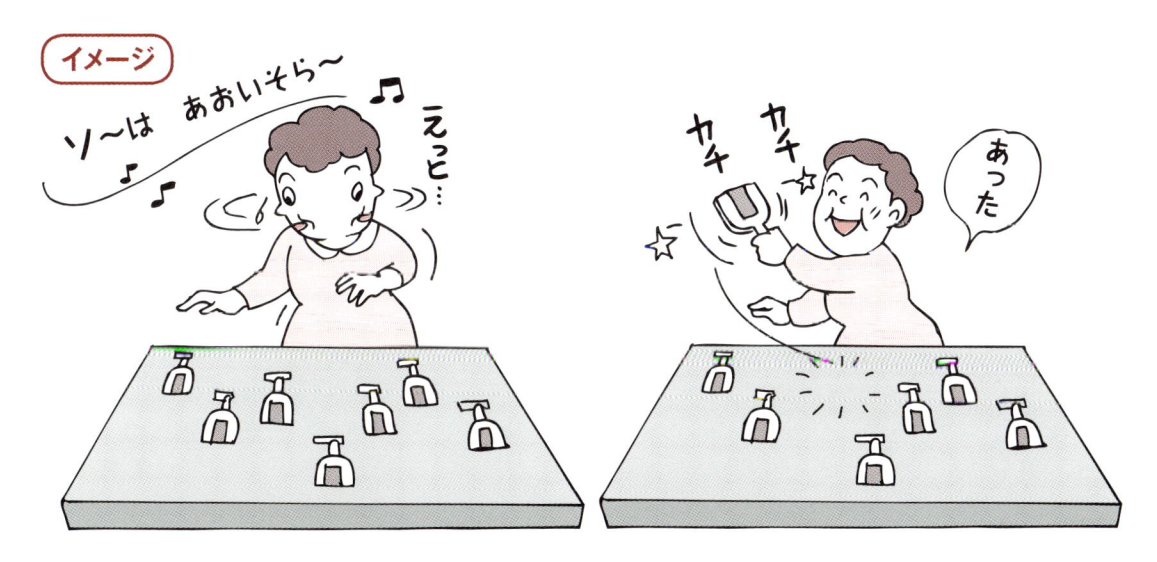

ド～シの音名を貼った7つの鳴子を左から順に、このように高さがデコボコになるよう～並べる。ファの位置が左右の中心に来るように。

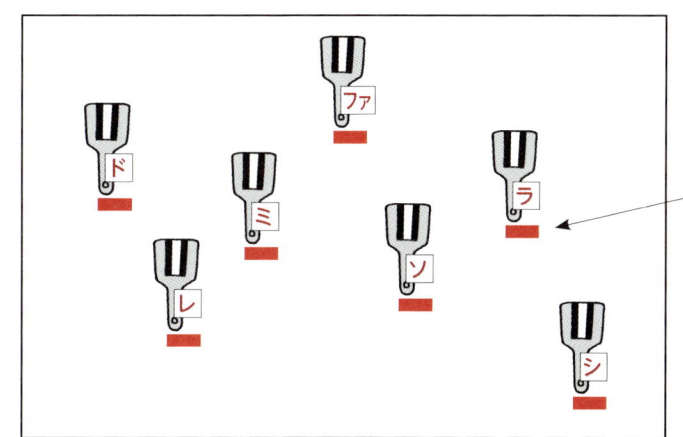

色テープをあらかじめこのような位置に貼っておき、それを目印に7つの鳴子を置く

認知機能編

使用曲
ドレミの歌
日本語詞：ペギー葉山
曲：Richard Rodgers

Vの位置で4カウント数える。その間に次の音の鳴子を拾う

ド は ドーナツ の ド　レ は レモン の
レー　ミ は みんな の ミ　ファ は
ファイト の ファー　ソ は あおいそら ー
ラ は ラッパ の ラー　シ は しあわせ
よー さあ うた いま しょう ー

DO-RE-MI
Lyrics by Oscar Hammerstein II
Music by Richard Rodgers
©1959 by Richard Rodgers and
  Oscar Hammerstein II
Copyright Renewed
WILLIAMSON MUSIC owner of
  publication and allied rights
  throughout the world
International Copyright Secured
All Rights Reserved

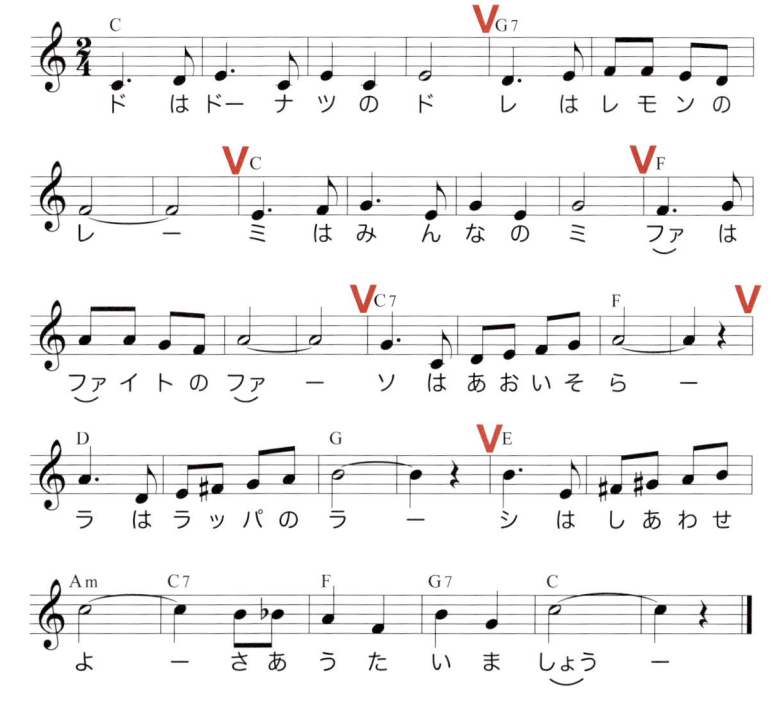

3大機能のための50の音楽ゲーム集　99

認知機能編 リハビリ・ゲーム 28

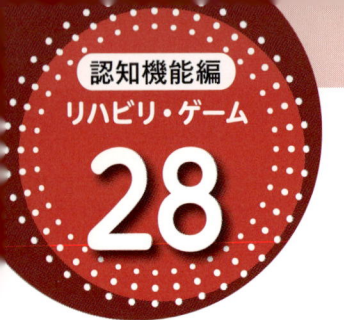

たしひきソング

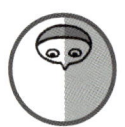

主目的 半側空間無視の改善

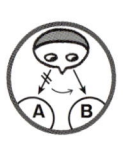

副目的 注意の持続能力・注意の転導能力の向上

準備
人数：1人以上
使用楽器：トーンチャイム（ミュージックベルなど）8個　キーボードやギター等（伴奏用）
使用物品：数字カード　ビニールテープ

導入トーク
今から〈たしひきソング〉を歌います。その歌をよく聞いて、すばやく計算をします。そしてリズムに合わせながら、その答の数が貼ってあるトーンチャイムを鳴らします。答の数だけ鳴らしてください。

手順とルール
① 各トーンチャイムに数字カードを貼る。（図）
② ①で準備したトーンチャイムをセットし、その前に参加者を座らせる。
③ リーダーは伴奏をして〈たしひきソング〉を歌い見本を示す。（図）
④ リーダーが1，2，3，ハイと言った後に、参加者は答の数が貼ってあるトーンチャイムをリズムに合わせながら答の数だけ鳴らすよう指示する。

ゲーム性　点数をあらかじめ決めておき（例：持ち点10点）、間違えた時に減点する。

難易度アレンジ

♥
・伴奏スピードを遅くする
・足し算のみにする
・トーンチャイムの本数を減らす

♥♥♥
・伴奏スピードを上げる
・足し算、引き算をランダムに出題する
・トーンチャイムの本数を増やす
・1本ごとの間を広げて並べる

音楽リハビリのポイント
●半側空間無視は、左側の空間を無自覚のまま無視してしまう症状である。その改善のために、**左側←→右側を往復しながら置かれた物（数字と楽器）を探し出す練習**が有効となる。
●同時に歌詞の内容を記憶して計算する短期記憶力、計算力をトレーニングすることになる。
●上肢の動きの範囲に制限がある方は、動きの範囲を考慮する。

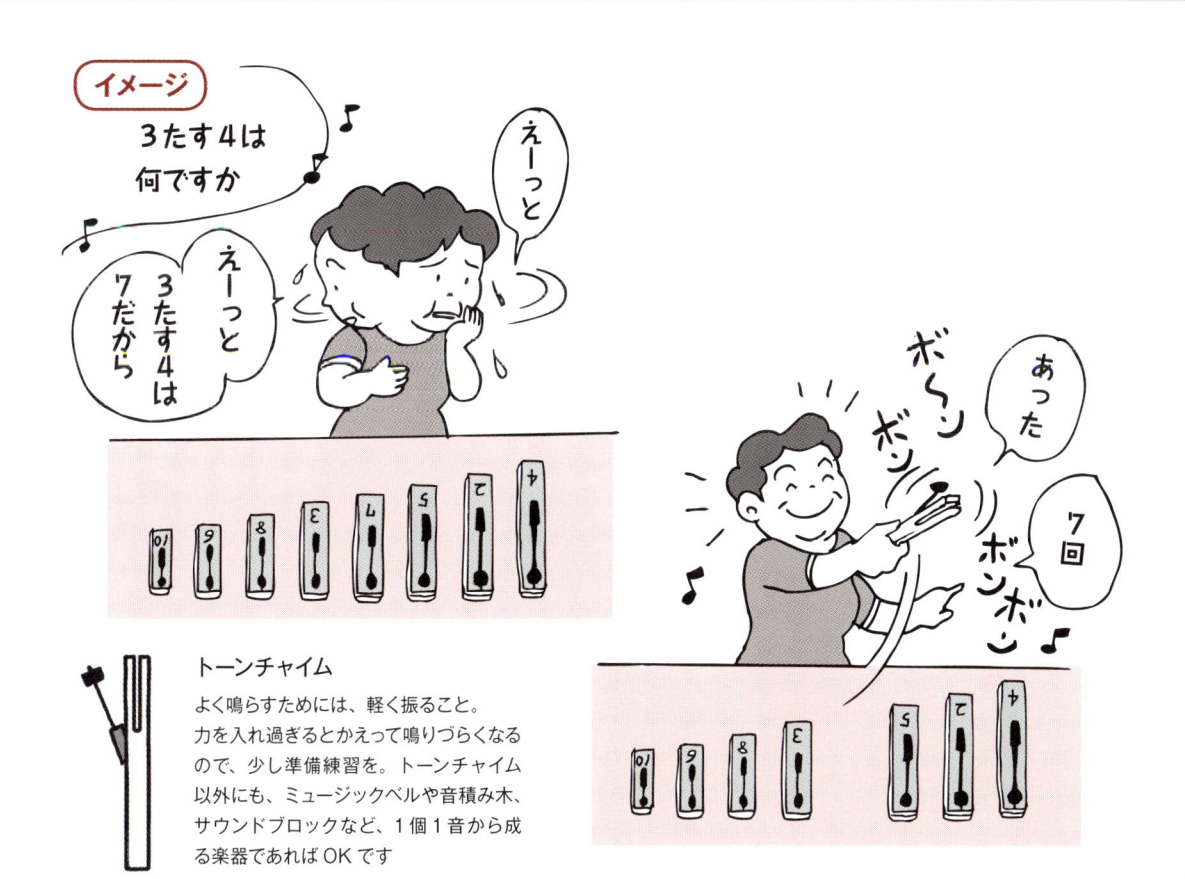

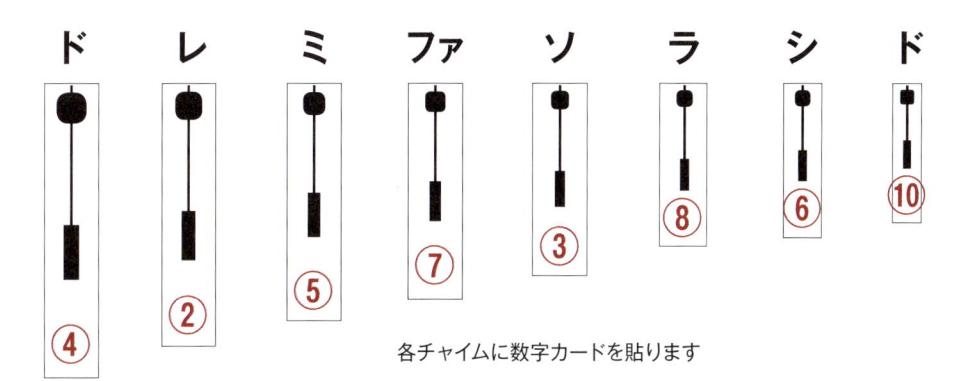

イメージ

3たす4は何ですか

えーっと

えーっと 3たす4は 7だから

あった

ボーン ボーン

7回

トーンチャイム
よく鳴らすためには、軽く振ること。力を入れ過ぎるとかえって鳴りづらくなるので、少し準備練習を。トーンチャイム以外にも、ミュージックベルや音積み木、サウンドブロックなど、1個1音から成る楽器であればOKです

ド	レ	ミ	ファ	ソ	ラ	シ	ド
④	②	⑤	⑦	③	⑧	⑥	⑩

各チャイムに数字カードを貼ります

使用曲例
「足し算」と「引き算」を問いかける4小節のシンプルなメロディーを作って歌ってください

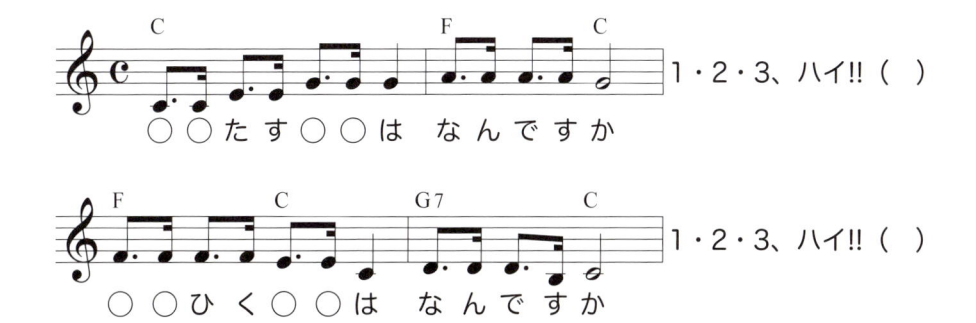

○○たす○○は なんですか　1・2・3、ハイ!!（　）

○○ひく○○は なんですか　1・2・3、ハイ!!（　）

認知機能編

3大機能のための50の音楽ゲーム集 ● 101

認知機能編 リハビリ・ゲーム 29

ウルトラドン

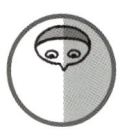

主目的 半側空間無視の改善

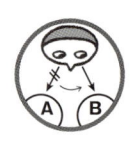

副目的 注意の持続能力・注意の転導能力の向上

準備
- 人数：1人以上
- 使用楽器：木琴、キーボードやギター等（伴奏用）
- 使用物品：色テープ、ホワイトボード

導入トーク
今からホワイトボードに示した歌の1フレーズをメドレーで歌います。みなさんの前にある木琴には、4か所に4つの色のテープが貼られています。歌の歌詞に色が登場したら、その色が貼られた音板を3回、勢いよく叩いてください。次の曲で、また違う色が出てきます。

手順とルール
① 木琴に「赤」「青」「緑」「黄色」の色テープを貼る（図）。
② ボードに〈りんごの歌〉〈青い山脈〉〈黄色いさくらんぼ。〉〈とんがり帽子〉の一部の歌詞と、その歌詞に含まれる色を書く（図）
③ リーダーは伴奏をして、上記の4曲をメドレーで歌う（譜例）。
その際、どの歌詞のどこで叩くか説明をする。
　赤いリンゴに（歌詞の所でトン・トン・トンと3回）＝ソ音を叩く
　青い山脈　　（同上　　　　　　　　　　　　　）＝ソ音を叩く
　黄色いさくらんぼ（同上　　　　　　　　　　　）＝ド音を叩く
　緑の丘の赤いやね（同上　　　　　　　　　　　）＝ド音を叩く
④ 参加者を準備した楽器の前に座らせ、バチを渡す。

ゲーム性 点数をあらかじめ決めておき（例：持ち点10点）、間違えた時に減点する。

赤いリンゴに	赤
青い山脈	青
黄色いさくらんぼ	黄
緑の丘の赤いやね	緑

赤｜　　｜緑｜　　｜青｜　｜黄
ソ｜ラ｜シ｜ド｜レ｜ミ｜ファ｜ソ｜ラ｜シ｜ド｜レ

難易度アレンジ
♥ ・伴奏スピードを遅くする
　・叩く回数を減らす
　・使用する曲を減らす

♥♥♥ ・伴奏スピードを上げる
　・使用する曲を増やす

音楽リハビリのポイント
● 半側空間無視は、左側の空間を無自覚のまま無視してしまう症状である。その改善のために、左側←→右側を往復しながら、探した音板をねらい打つ練習が有効となる。4曲をメドレーにして、切れ目なくつなげることが望ましい。
● 上肢の動きの範囲に制限がある方は、動きの範囲を考慮する

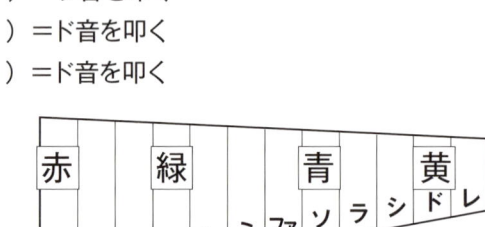

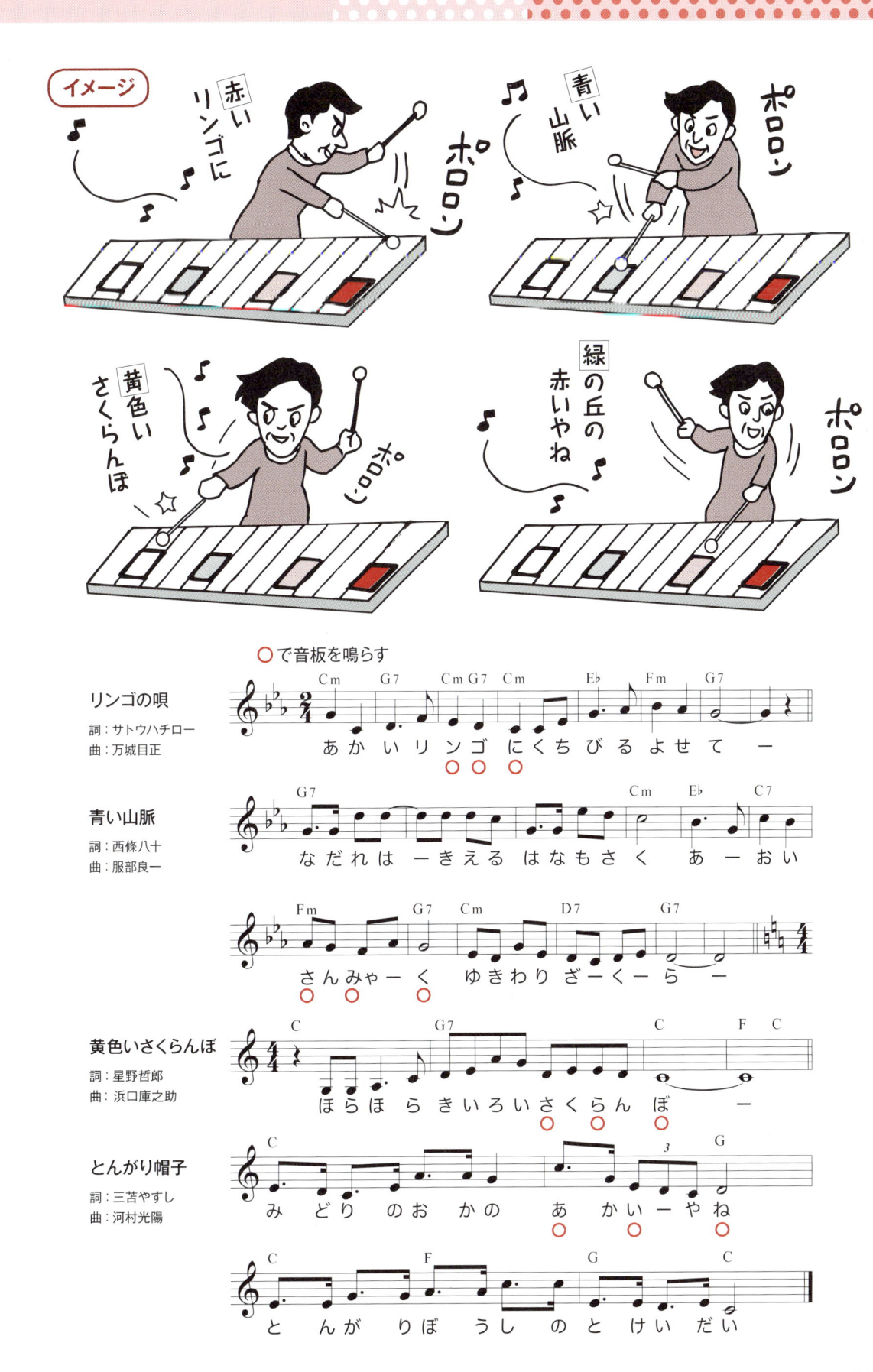

リンゴの唄
詞：サトウハチロー
曲：万城目正

あかい リンゴ に くちびる よせて ー

青い山脈
詞：西條八十
曲：服部良一

なだれは ー きえる はなも さく あー おい

さんみゃー く ゆきわり ざー くー ら ー

黄色いさくらんぼ
詞：星野哲郎
曲：浜口庫之助

ほら ほら きいろい さくらん ぼ ー

とんがり帽子
詞：三苫やすし
曲：河村光陽

みどり のお かの あかいー やね

とんがり ぼう しの とけい だい

○で音板を鳴らす

認知機能編

認知機能編
リハビリ・ゲーム
30

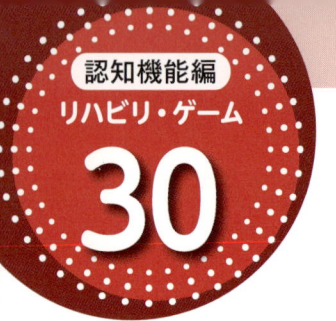

こんにちは楽器

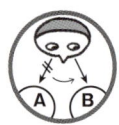

主目的 注意の持続能力・注意の転導能力の向上

副目的 声量の拡大

準備
人数：1人以上
使用楽器：太鼓、笛、鍵盤ハーモニカ、鈴等各1個ずつ（参科人数分）
　　　　　　キーボードやギター等（伴奏用）
使用物品：ホワイトボード

導入トーク
　今から〈こんにちは赤ちゃん〉の曲に合わせて、私が「♪こんにちは～太鼓　あなたの音を～」と歌いながら、みなさんが持っている楽器の名前を呼びます。呼ばれた方は、私の「ハイ！」の合図の後に、リズムに合わせて4回楽器を鳴らしてください。そして次に同じように楽器の名前を変えて大きな声で、次の人に向けて歌ってください。これを続けていきます。

手順とルール
① それぞれ別々の楽器を参加者の前に1個ずつ配置する（図）。
② リーダーは伴奏をして、歌詞の中で鳴らす箇所と鳴らす回数について説明する。
　最初にリーダーから開始し、楽器を指定する。
　（例：♪こんにちは～太鼓～あなたの音を～　「ハイ！」　トン・トン・トン・トン）
③ 次に、太鼓さんが歌い、次の楽器を指定する。
　（例：♪こんにちは～鳴子～あなたの音を～　「ハイ！」　カチ・カチ・カチ・カチ）
④ このように自分以外の楽器に歌詞を変えて大きな声で歌い、次々と楽器を回していく。
　「♪こんにちは～○○○」に楽器名の文字数を合わせるには、例えば「笛さん」「鍵ハモ」「三角さん（トライアングル）」などと適宜アレンジした呼び名を決めておく。

ゲーム性　点数をあらかじめ決めておき（例：持ち点10点）、間違えた時に減点する。

難易度アレンジ
♥
・楽器の種類を少なくする
・伴奏スピードを遅くする
・叩く回数を増やす(例：7回ずつ)

♥♥♥
・楽器の種類を多くする
・伴奏スピードを上げる
・打つ数を減らす（例：3回ずつ）

🏷️ イメージ

〈楽器の呼び名例〉

「笛さん」　　「三角さん」　　「太鼓」または「ドラマー」

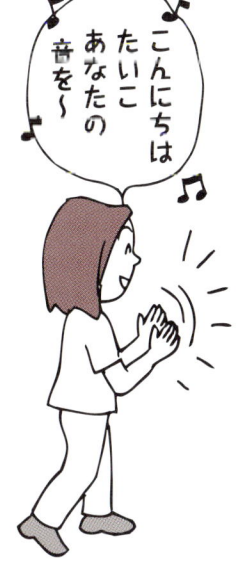

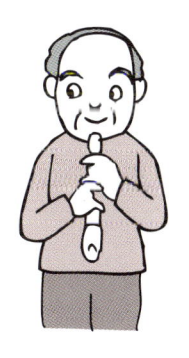

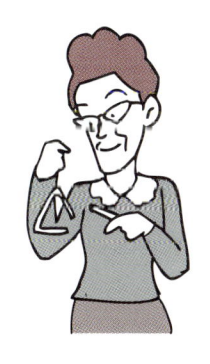

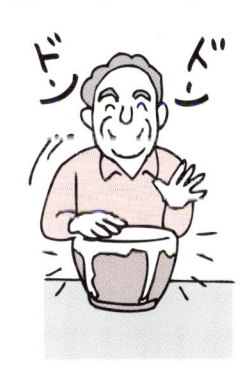

「こんにちはたいこあなたの音を〜」

「鈴シャン」　　「鍵ハモ」または「ピアニー」　　「もっくん（木琴）」

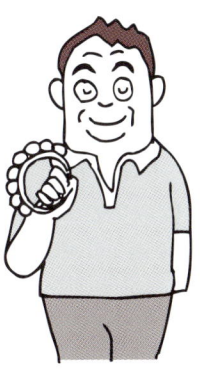

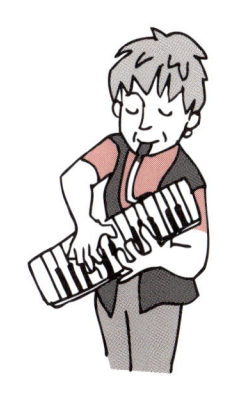

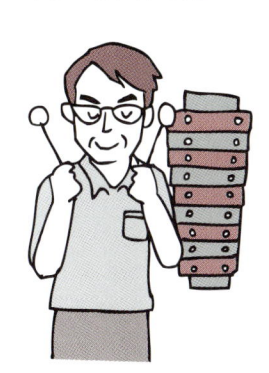

リーダーは、あらかじめ楽器の呼び名を決めて、全員にわかるようにしておきます

認知 機能編

使用曲
こんにちは赤ちゃん
原詞：永 六輔
原曲：中村八大

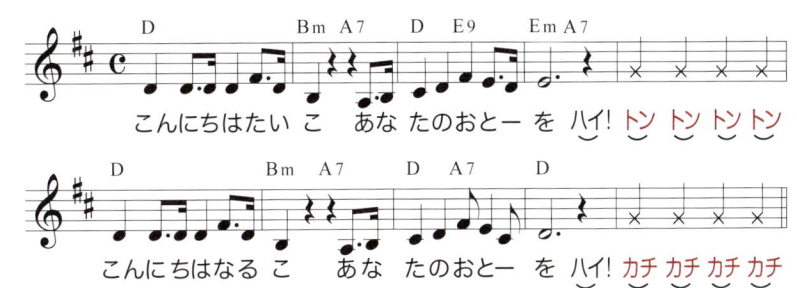

| D | Bm A7 | D E9 | Em A7 |

こんにちはたい こ　あな たのおとー を　ハイ！ トン トン トン トン

| D | Bm A7 | D A7 | D |

こんにちはなる こ　あな たのおとー を　ハイ！ カチ カチ カチ カチ

🏷️ 音楽リハビリのポイント

- ●指名された楽器の人が、次の楽器を決めることから自発性、判断力の練習となる。
- ●視覚・聴覚・触覚・反射神経・注意力・他者認知・集団適応力を連動させることになる。
- ●上肢の動きの範囲に制限がある方は、動きの範囲を考慮する。

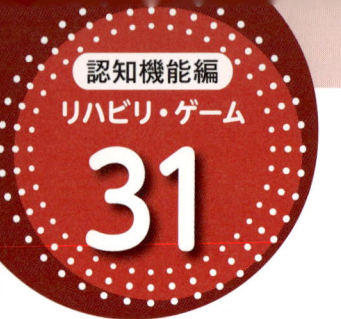

認知機能編
リハビリ・ゲーム 31
タダぬきのワルツ

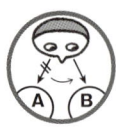

主目的 注意の持続能力・注意の転導能力の向上

副目的 声量の拡大

準備
人数：1〜5人
使用楽器：太鼓×参加人数　キーボードやギター等（伴奏用）
使用物品：ホワイトボード、ボード用ペン

導入トーク
今から〈星影のワルツ〉を歌います。その際、歌詞の中の「タ行」と「ダ行」を抜いて歌ってください。文字を抜いて歌わない箇所では、皆さんの前にある太鼓を叩いてもらいます。

手順とルール
① 太鼓を参加者の前に配置する。
② ホワイトボードに歌詞を書く。（タ行とダ行の歌詞の文字は⊗）
　♪わかれるこ⊗は⊗らいけ⊗　しか⊗がないん⊗きみの⊗め
　　わかれにほしかげの　わる⊗をう⊗おう
　　⊗め⊗いこころじゃないん⊗よ　⊗め⊗いこころじゃないん⊗よ
　　いま⊗もすき⊗しぬほ⊗に
③ リーダーは弾き歌いしながら「タ行」と「ダ行」では歌わず太鼓を叩く範奏と説明をする。

ゲーム性　点数をあらかじめ決めておき（例：持ち点10点）、間違えた時に減点する。

難易度アレンジ
♥
・伴奏スピードを遅くする
・抜く行を減らす（例：タ行のみにする）

♥♥♥
・伴奏スピードを上げる
・抜く行を増やす（例：カ行も加える）
・ホワイトボードの歌詞を消す

音楽リハビリのポイント
● 元歌につられてつい歌ってしまわないように、先を読みながら注意力を喚起する練習となる。
● 視覚・聴覚・触覚・手指運動・反射神経・発声機能を連動させることになる。
● 〈星影のワルツ〉以外にも、よく知られている歌を使用してもよい
　（例：〈バラが咲いた〉で「ラ」の字を抜く等）。
● 声量の低下がある方は、サポートする

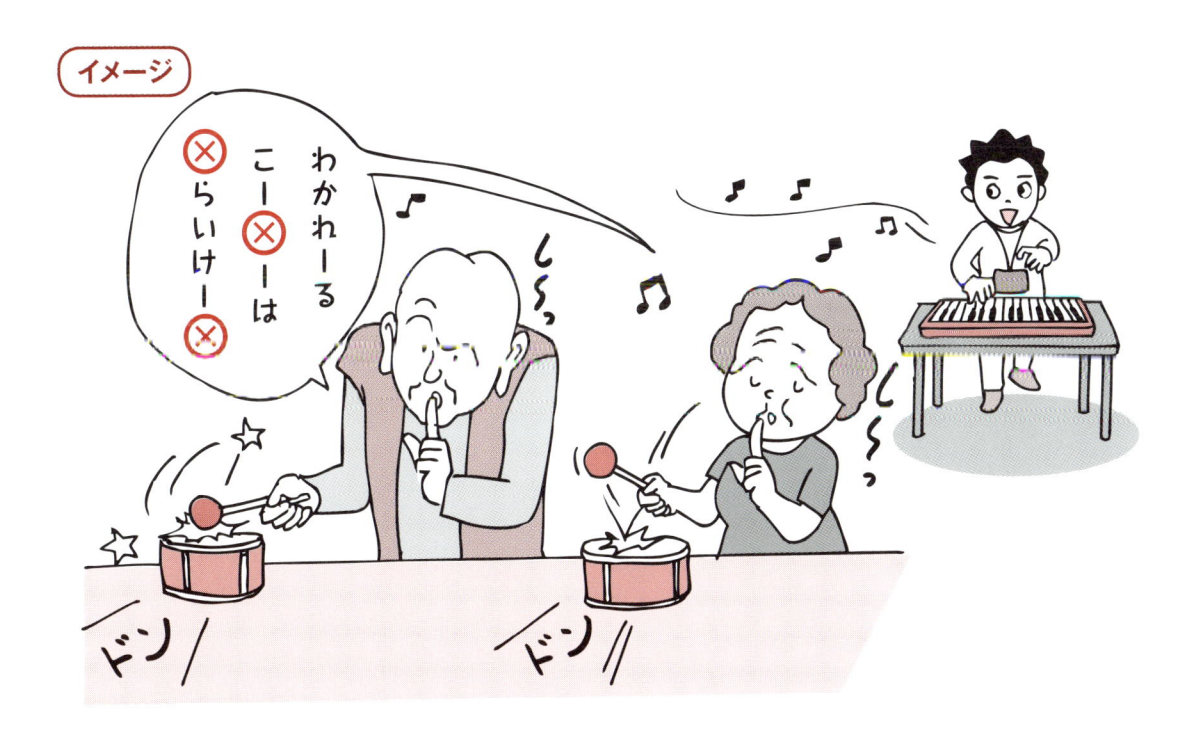

⊗は歌わずに太鼓をたたく

使用曲
星影のワルツ
詞：白鳥園枝
曲：遠藤 実

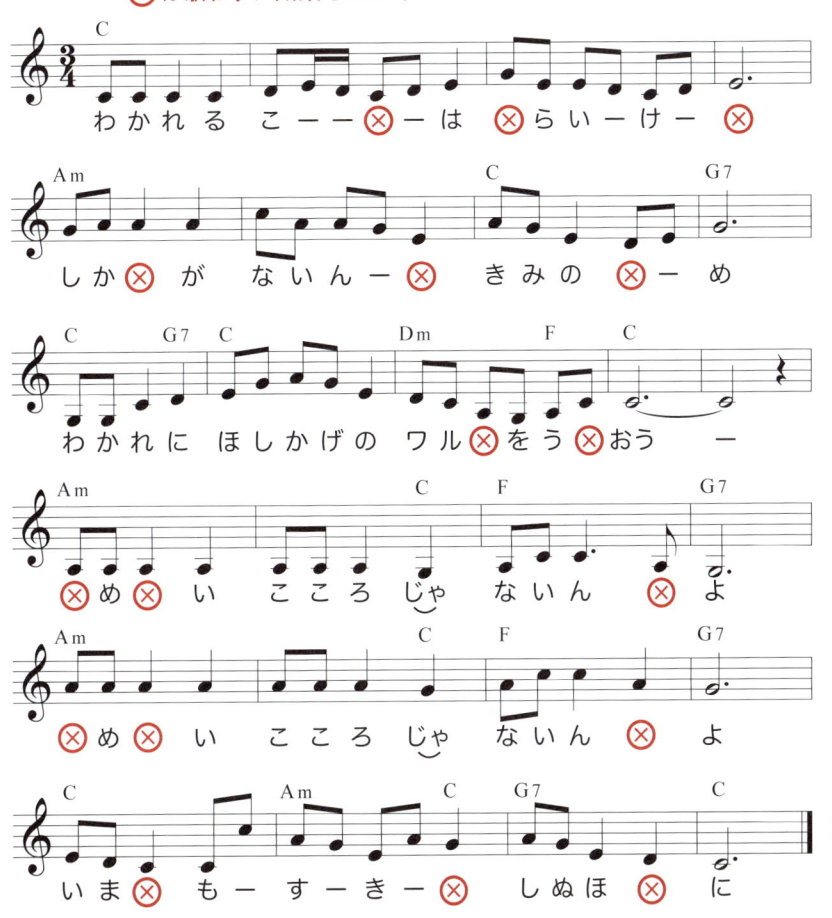

わかれる こーー⊗ーは ⊗らいーけー ⊗
しか⊗が ないんー⊗ きみの ⊗ーめ
わかれに ほしかげの ワル⊗をう⊗おう ー
⊗め⊗い こころ じゃ ないん⊗ よ
⊗め⊗い こころ じゃ ないん⊗ よ
いま⊗ もー すーきー⊗ しぬほ⊗ に

認知機能編

認知機能編 リハビリ・ゲーム 32

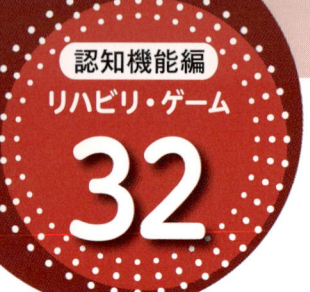

幸せならたしざん

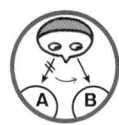

主目的 注意の持続能力・注意の転導能力の向上

副目的 上肢の可動域の拡大　手指の巧緻性の向上

準備
- **人数**：1人以上
- **使用楽器**：太鼓×参加人数　ピアノやギター等（伴奏用）
- **使用物品**：ホワイトボード

導入トーク
今から〈幸せなら手をたたこう〉の歌に合わせて足し算をします。例えば「♪幸せなら33（さんさん）鳴らそう」と歌ったら続けて「トン・トン、ハイ！」と合図を出します。そうしたらみなさんは、3＋3の答「6」を、6回太鼓を鳴らして答えます。その際リズムにも注意して叩いてください。

手順とルール
① 歌詞の例をホワイトボードに書く。
② 太鼓を参加者の前にセットする。
③ リーダーは伴奏をして、まず〈幸せならたし算〉を歌い、やり方を説明する。

♪幸せなら1・2（いちに）ならそ　　トン・トン　ハイ！→（太鼓を3回叩く）
幸せなら4・9（しく）ならそ　　トン・トン　ハイ！→（太鼓を13回叩く）
幸せなら態度で示そうよ
ほら、みんなで2・4（にし）ならそ　　トン・トン　ハイ！→（太鼓を6回叩く）

ゲーム性　点数をあらかじめ決めておき（例：持ち点10点）、間違えた時に減点する。

難易度アレンジ

♥
- 伴奏スピードを遅くする
- 1フレーズ間の休みを長くする（例：トントントントントントンハイ）

♥♥♥
- 伴奏スピードを上げる
- 「鳴らそう」の歌詞を「引こう」や「掛けよう」に変える（引き算やかけ算もいれる）
- 1フレーズ間の休みを短くする（例：トントンハイ）

音楽リハビリのポイント
- リーダーが歌う数字から素早く計算し、演奏で答えることになる。
- 聴覚・触覚・手指運動・反射神経・集中力・注意切り替え能力を連動させることになる。
- 慣れるまでは、太鼓で数を答える時間をゆったりとり、歌につられないようにするとよい。
- 上肢の動きの範囲に制限がある方は、動きの範囲を考慮する

イメージ

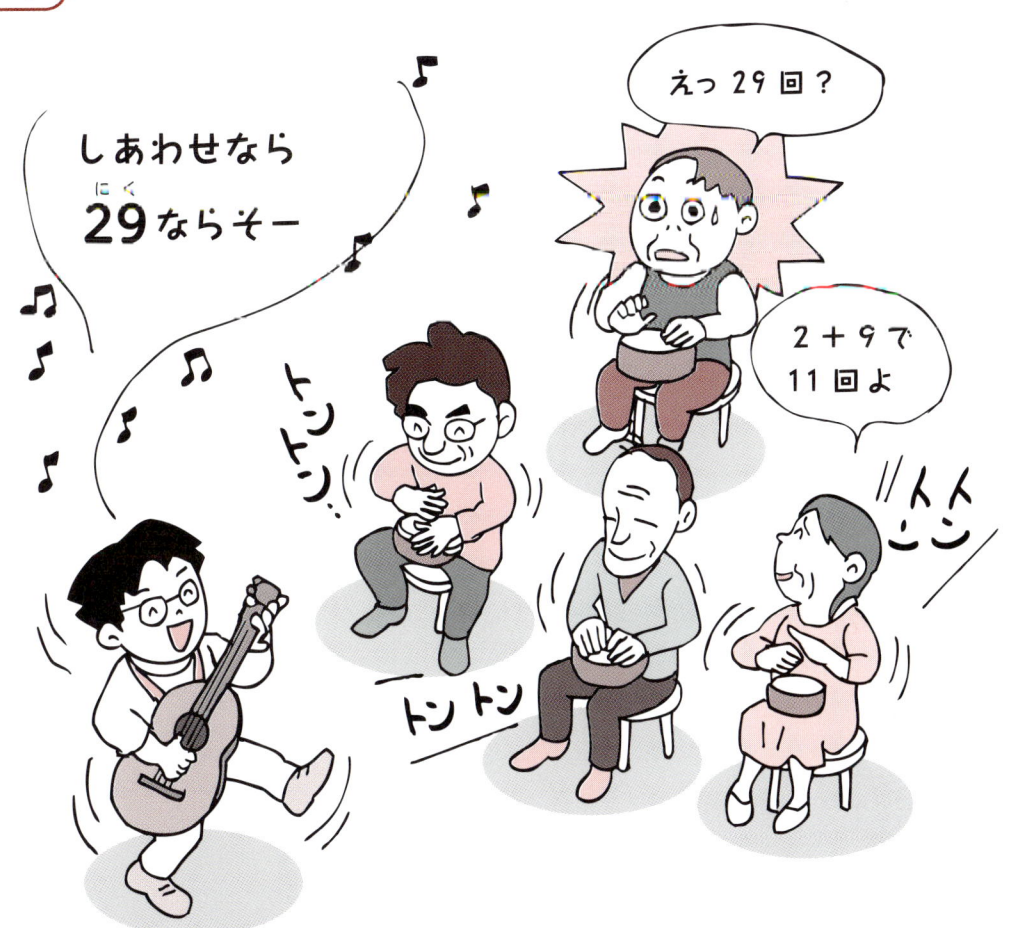

しあわせなら
29ならそー
にく

えっ 29 回？

2＋9で
11 回よ

トントン

トントン

認知
機能編

使用曲
**しあわせなら
手をたたこう**

詞：木村利人
曲：不詳

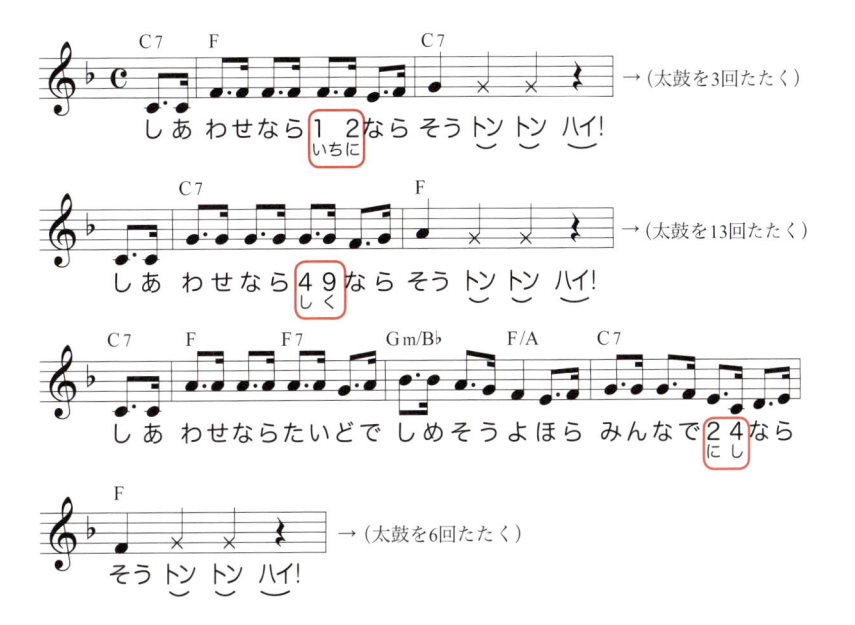

しあ わ せ な ら １ ２ な ら そう トン トン ハイ！
　　　　　　　いちに

→（太鼓を3回たたく）

しあ わ せ な ら ４ ９ な ら そう トン トン ハイ！
　　　　　　　しく

→（太鼓を13回たたく）

しあ わ せ な ら た い ど で し め そう よ ほら み んな で ２ ４ な ら
　　　　　　　　　　　　　　　　　　　　　　　　　　　　　　にし

そう トン トン ハイ！

→（太鼓を6回たたく）

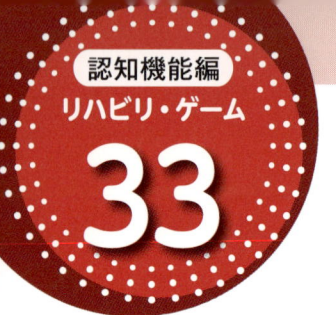

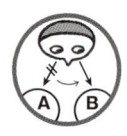

認知機能編 リハビリ・ゲーム 33 リレー語想起

主目的 注意の持続能力・注意の転導能力の向上

副目的 語想起能力の向上

準備
人数：1人以上
使用楽器：ピアノやギター等（伴奏用）
使用物品：ホワイトボード

導入トーク
今から〈瀬戸の花嫁〉を1フレーズずつ回して歌ってもらいます。その際、フレーズの最後の文字を使って、すばやくことばを思い浮かべて答えてください、例えば「♪せとは〜」であれば「せとわさび」でもいいし「せとわがし」でもいいです。食べものに限る必要はありません。その際リズムにも注意して叩いてください。

手順とルール
① 歌詞をホワイトボードに書き、該当文字に丸をつけておく。
② リーダーは伴奏をして、まず例を歌い、実施方法を説明する。
　　♪せと㊉さび　ひぐれ㊉んぷら　ゆうなみこな㊉そづけ
　　あなたのしま㊉んどうまめ　およめにゆく㊉〜り
　　わかいとだれも㊉んもどき　しんぱいするけれ㊉んぶり
　　あいがあるか㊉っきょう　だいじょうぶな㊉〜と
③ 参加者を円にして位置させる。

ゲーム性　点数をあらかじめ決めておき（例：持ち点10点）、間違えた時に減点する。

難易度アレンジ
♥　・伴奏スピードを遅くする
♥♥♥　・伴奏スピードを上げる
　　　・答える文字数を決める

音楽リハビリのポイント
● 始めは日常生活でなじみのあることばを想起させるようにするとよい。
● 聴覚・視覚・発声発話機能・語想起能力・集中力・注意切替え能力を連動させることになる。
● 同様にできる曲はこれ以外にもある（例：「ブルー・シャトウ」「森のくまさん」など）。
● 声量の低下がある参加者は、サポートする

イメージ

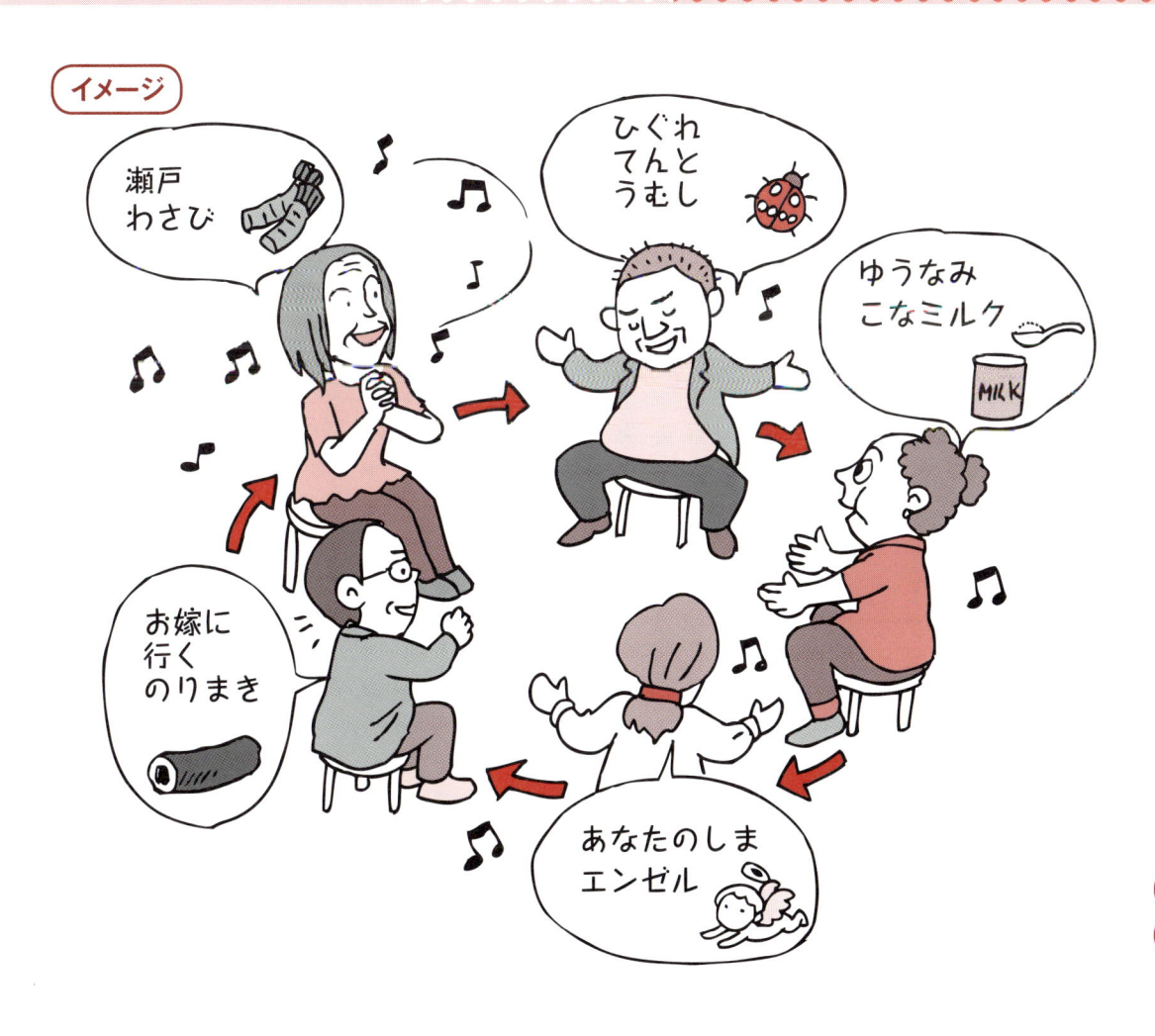

- 瀬戸わさび
- ひぐれてんとうむし
- ゆうなみこなミルク
- お嫁に行くのりまき
- あなたのしまエンゼル

認知 機能編

使用曲
瀬戸の花嫁
詞：山上路夫
曲：平尾昌晃

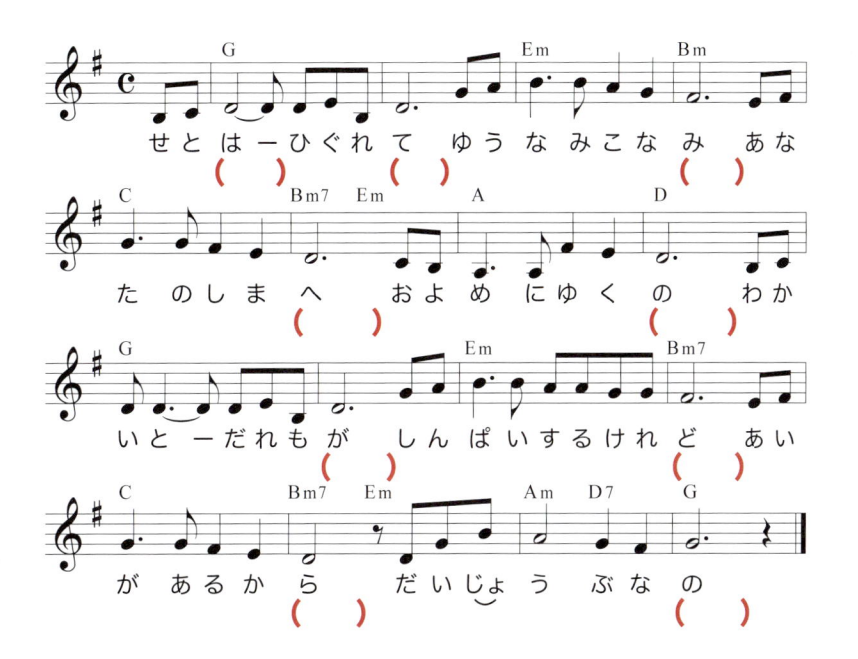

せとは ー ひぐれて（ ） ゆうなみこなみ（ ） あなたのしまへ およめにゆくの（ ） わかいと ー だれもが しんぱいするけれど（ ） あいがあるから（ ） だいじょうぶなの（ ）

認知機能編
リハビリ・ゲーム 34

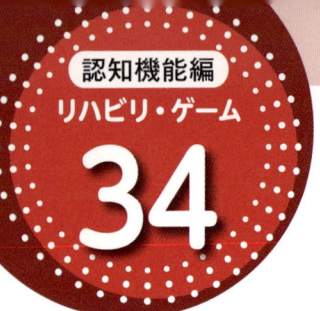

上を向いて…

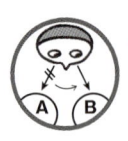

主目的 注意の持続能力・注意の転導能力の向上

副目的 上肢および頸部の可動域の拡大

準備
- 人数：1～5人
- 使用楽器：（太鼓、笛、鈴、鍵盤ハーモニカ）×参加人数　キーボードやギター等（伴奏用）
- 使用物品：ホワイトボード、ボード用ペン

導入トーク

今から〈上を向いて歩こう〉の曲を使ってみなさんに指示を出します。例えば、「♪左を向いて吹こう」であれば、それが歌われている間に素早く「笛」を選んで、左を向いて笛を吹いてください。歌詞の「動作」が示す楽器を選択して、歌詞が示す「方向」を向いて鳴らしてもらいます。鳴らすところは3か所。「♪なみだがこぼれないように」の「が」・「れ」・「よ」の3文字が歌われるタイミングで鳴らしてください。

手順とルール

① 参加者を机の前に位置させる。
② それぞれの参加者の前に4つの楽器を置く。
③ リーダーは歌詞の中に「方向」と「動作」を入れてホワイトボードに書く（図）。
④ 鳴らす位置を指導する。

　　♪なみだが　こぼれないように
　　　　　〇　　　〇　　〇　　（が・れ・よ）の位置で楽器を鳴らす

⑤ 例：♪下を向いて　叩こう　なみだがこぼれないように～
　　（叩く楽器を選び、この部分を繰り返す）

ゲーム性　点数をあらかじめ決めておき（例：持ち点10点）、間違えた時に減点する。

難易度アレンジ

♥
・伴奏スピードを遅くする
・楽器と動作を減らす

♥♥♥
・伴奏スピードを上げる
・楽器と動作を増やす

音楽リハビリのポイント

- 吹く・鳴らす・叩く・弾くという動詞から楽器を特定し、瞬時に演奏行為を引き出すことになる。
- 視覚・聴覚・触覚・手指運動・集中力・注意切り替え能力を連動させるとともに、上・下・左・右に首をまわし、頸部の柔軟性を高めることになる。
- 上肢の動きの範囲に制限がある方は、動きの範囲を考慮する

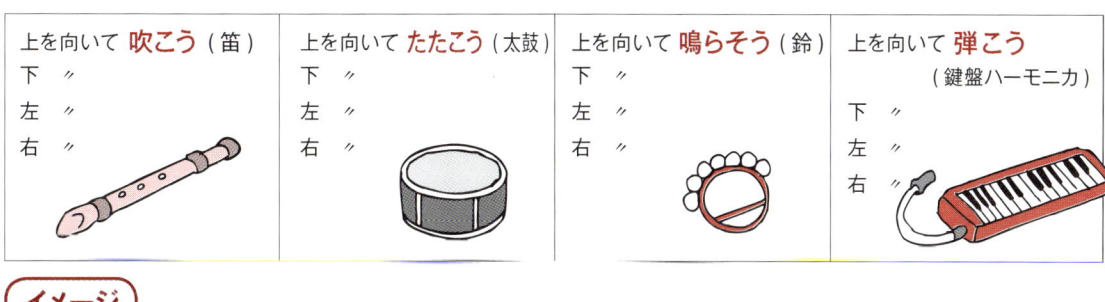

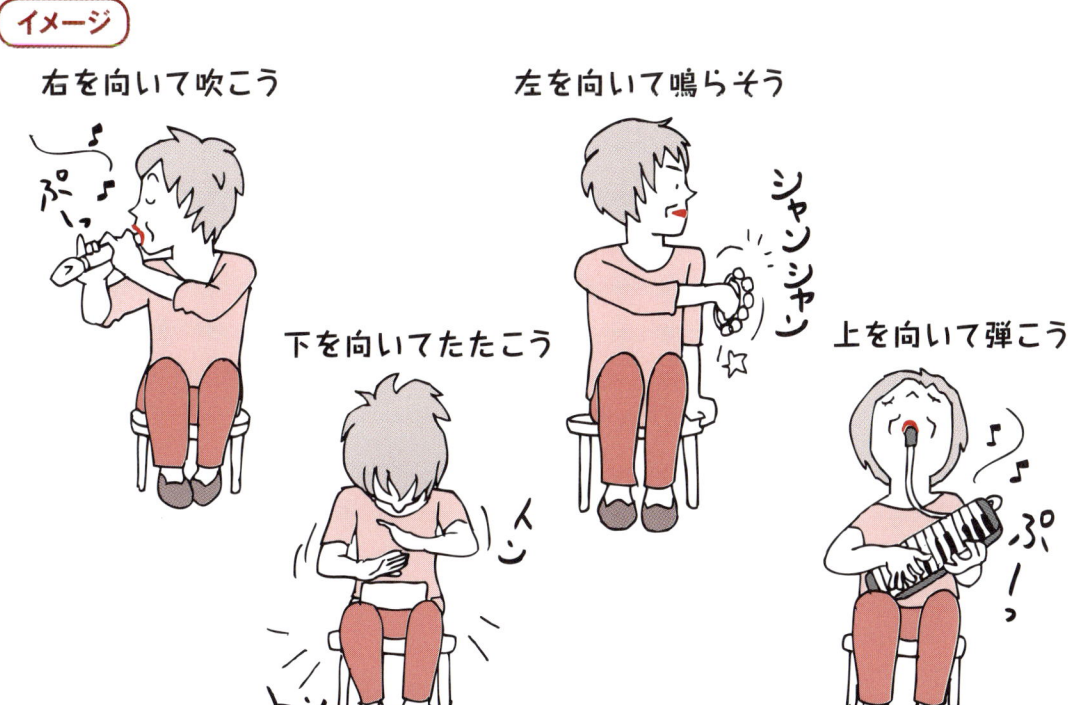

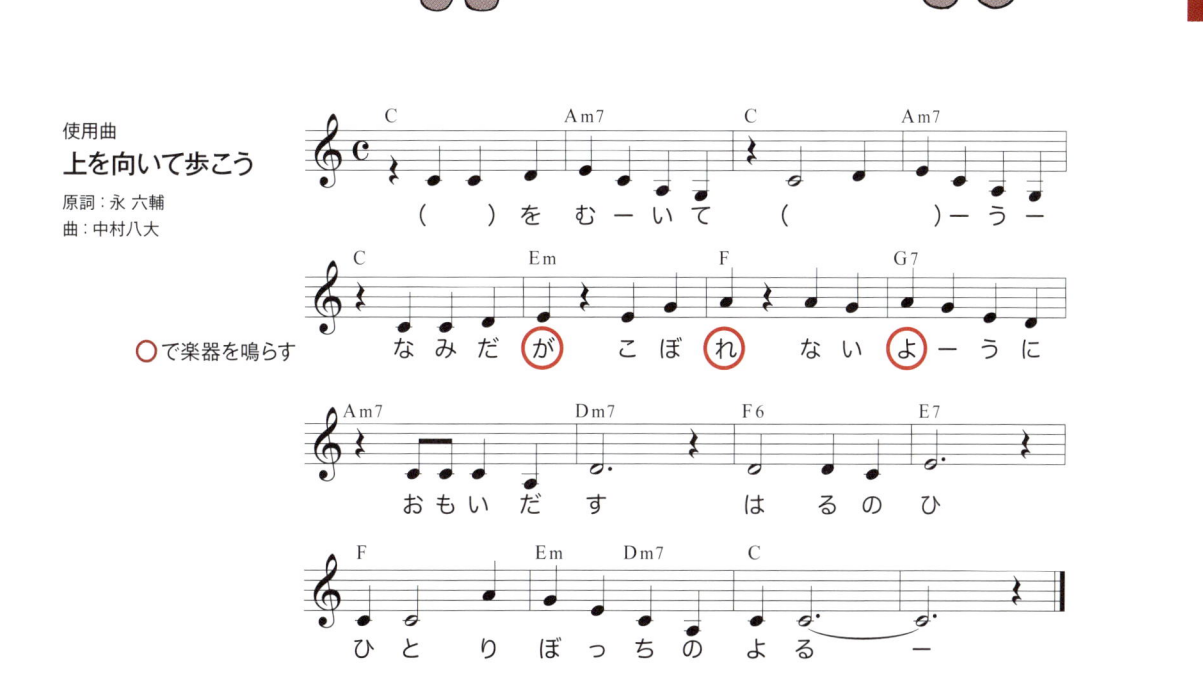

上を向いて **吹こう** (笛)	上を向いて **たたこう** (太鼓)	上を向いて **鳴らそう** (鈴)	上を向いて **弾こう**
下　〃	下　〃	下　〃	(鍵盤ハーモニカ)
左　〃	左　〃	左　〃	下　〃
右　〃	右　〃	右　〃	左　〃
			右　〃

イメージ

右を向いて吹こう

左を向いて鳴らそう

下を向いてたたこう

上を向いて弾こう

使用曲
上を向いて歩こう
原詞：永 六輔
曲：中村八大

○で楽器を鳴らす

（　）を む ー い て　（　　）ー う ー

な み だ が こ ぼ れ な い よ ー う に

お も い だ す　は る の ひ

ひ と り ぼ っ ち の　よ ー

認知 機能編

認知機能編 リハビリ・ゲーム 35

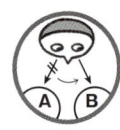

対（ペア）たたき

主目的 注意の持続能力・注意の転導能力の向上

副目的 上肢の可動域の拡大

準備

- 人数：1人以上
- 使用楽器：ピアノやギター等（伴奏用）
- 使用物品：ホワイトボード、バチ（2本）および絵が描いてある紙×参加人数

導入トーク

今から〈ブルー・シャトウ〉の替え歌を歌います。歌詞はホワイトボードに書きました。替えた歌詞は「材料」と「料理」の組み合わせになっています。その部分が歌われたら、目の前にある絵の中の、同じ材料と料理をリズムに乗って叩いてください。2番では、材料と料理の順序が入れ替わります。

手順とルール

① 歌詞の例をホワイトボードに書く。
② 参加者を机の前に位置させる。
③ 絵を参加者の前にセットする（図）。
④ リーダーは弾き歌いをして、実施方法を説明する。
　（料理の名称を歌ったところで2回叩く等）

ゲーム性 点数をあらかじめ決めておき（例：持ち点10点）、間違えた時に減点する。

難易度アレンジ

♥ ・伴奏スピードを遅くする
　・叩く数を1回にする

♥♥♥ ・伴奏スピードを上げる
　・叩く数を増やす
　・歌詞を記憶させる

音楽リハビリのポイント

●歌を聴き→2種類の言葉をペアで記憶→絵に置き換え→バチで叩くという課題を通じて、聴覚・視覚・触覚・手指運動・注意力・注意切り替え能力を連動させることになる。
●親しみやすい食べものを取り上げることで、イメージしやすくなる。ペアでの記憶は「色と花」にも応用できる（赤・バラ、黄・たんぽぽ、ピンク・桜、青・朝顔のペアなど）
●上肢の動きの範囲に制限がある方は、動きの範囲を考慮する

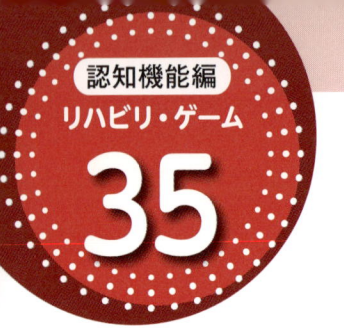

イメージ

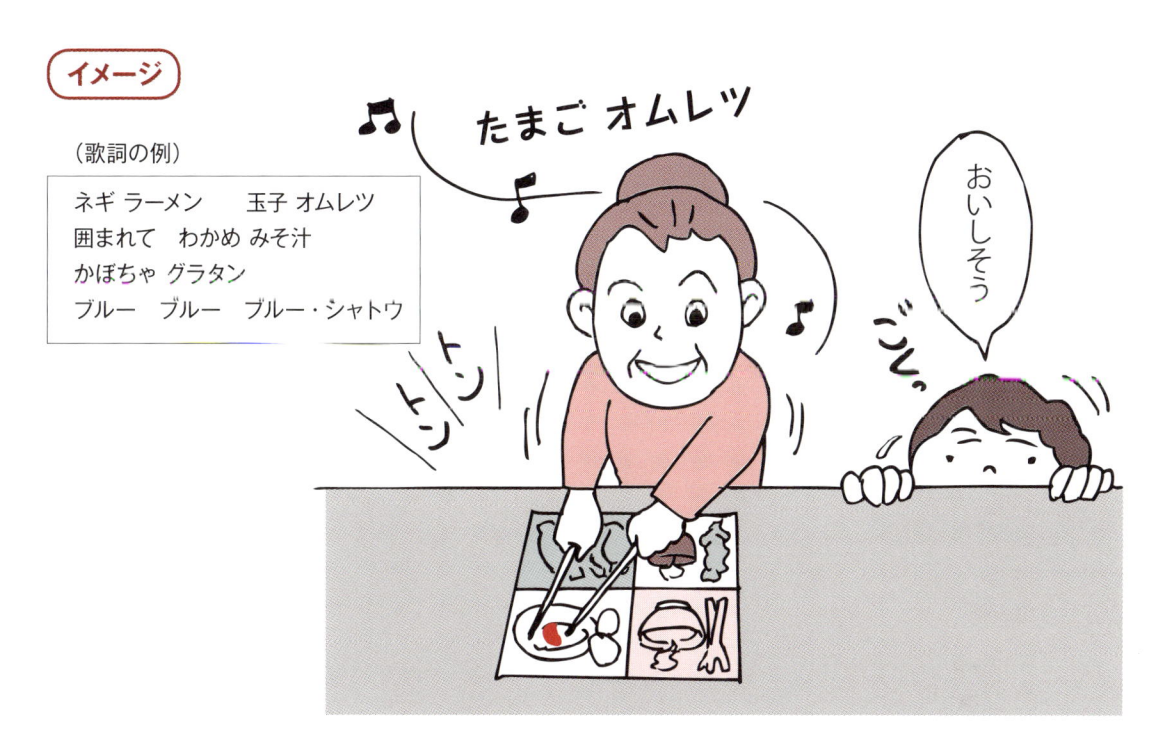

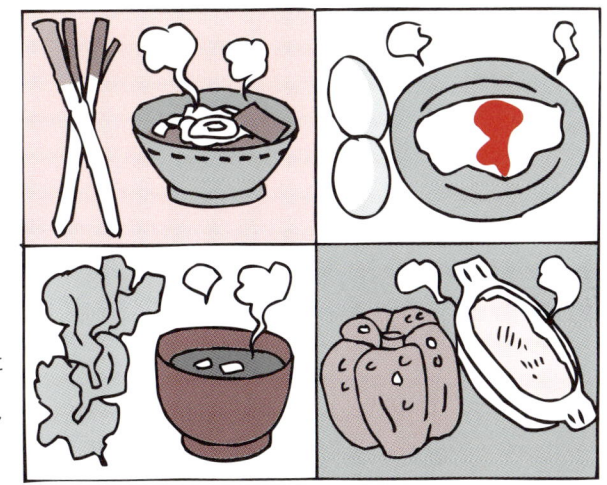

（歌詞の例）

ネギ ラーメン　玉子 オムレツ
囲まれて　わかめ みそ汁
かぼちゃ グラタン
ブルー　ブルー　ブルー・シャトウ

右上から時計回りに
たまご オムレツ
かぼちゃ グラタン
わかめ　みそしる
ネギ　ラーメン

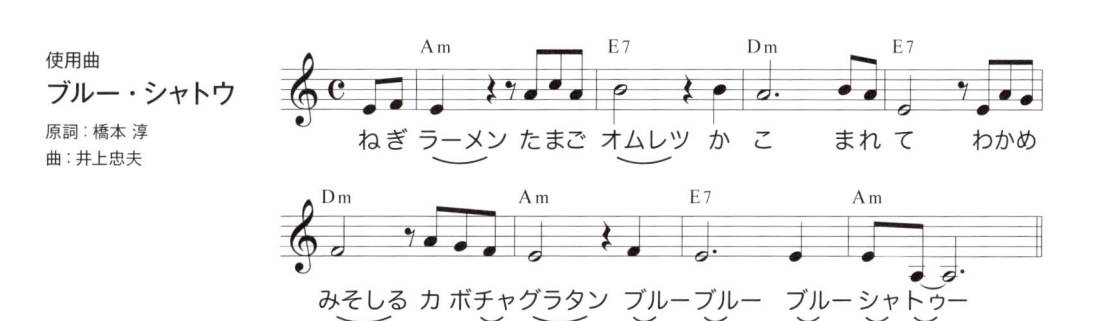

認知 機能編

使用曲
ブルー・シャトウ
原詞：橋本 淳
曲：井上忠夫

ねぎ ラーメン たまご オムレツ か こ まれて わかめ
みそしる カボチャグラタン ブルーブルー ブルー シャトゥー

認知機能編 リハビリ・ゲーム 36

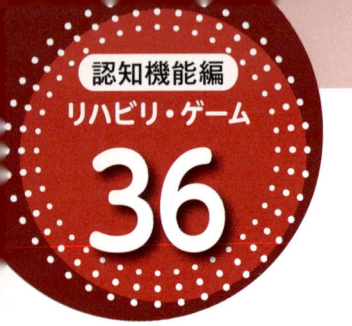

桃太郎リレー

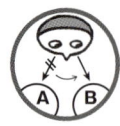

主目的 注意の持続能力・注意の転導能力の向上

副目的 上肢の可動域の拡大

準備
人数：1〜5人
使用楽器：ピアノやギター等（伴奏用）
使用物品：バトン

導入トーク
今から〈桃太郎〉の歌に合わせて、バトンを回してもらいます。その際、**歌詞に出てくる「た」または「だ」の音のところで次の人にバトン**を渡してください。

手順とルール
① 参加者を円にして位置させる。
② リーダーは歌いながら、バトン渡しの見本を示す。
③ もも**た**ろうさん　もも**た**ろさん　おこしにつけ**た**き**び**だんご　ひとつわ**た**しにく**だ**さいな
　　　　○　　　　　　○　　　　　　　　　○　○　　　　　　○　　○
（○の箇所で手渡す）
④ 参加者にバトンを渡し用意させる。

ゲーム性　点数をあらかじめ決めておき（例：持ち点10点）、間違えた時に減点する。

難易度アレンジ
♥　・伴奏スピードを遅くする
　　・「た」の音でのみバトンを渡すようにする

♥♥♥　・伴奏スピードを上げる
　　　・隣の人との間隔をあける

音楽リハビリのポイント
● 歌に合わせて素早く隣の人にバトンを手渡す課題は、聴覚・視覚・手指・上肢の可動域・反射神経・注意切り替え・他者認知・集団適応力を連動させることになる。
● 「た」と「だ」を強調して歌いながら手渡すほうが、歌わずに聴きながら手渡すよりもスムーズにできる場合が多い。
● 上肢の動きの範囲に制限がある方は、動きの範囲を考慮する

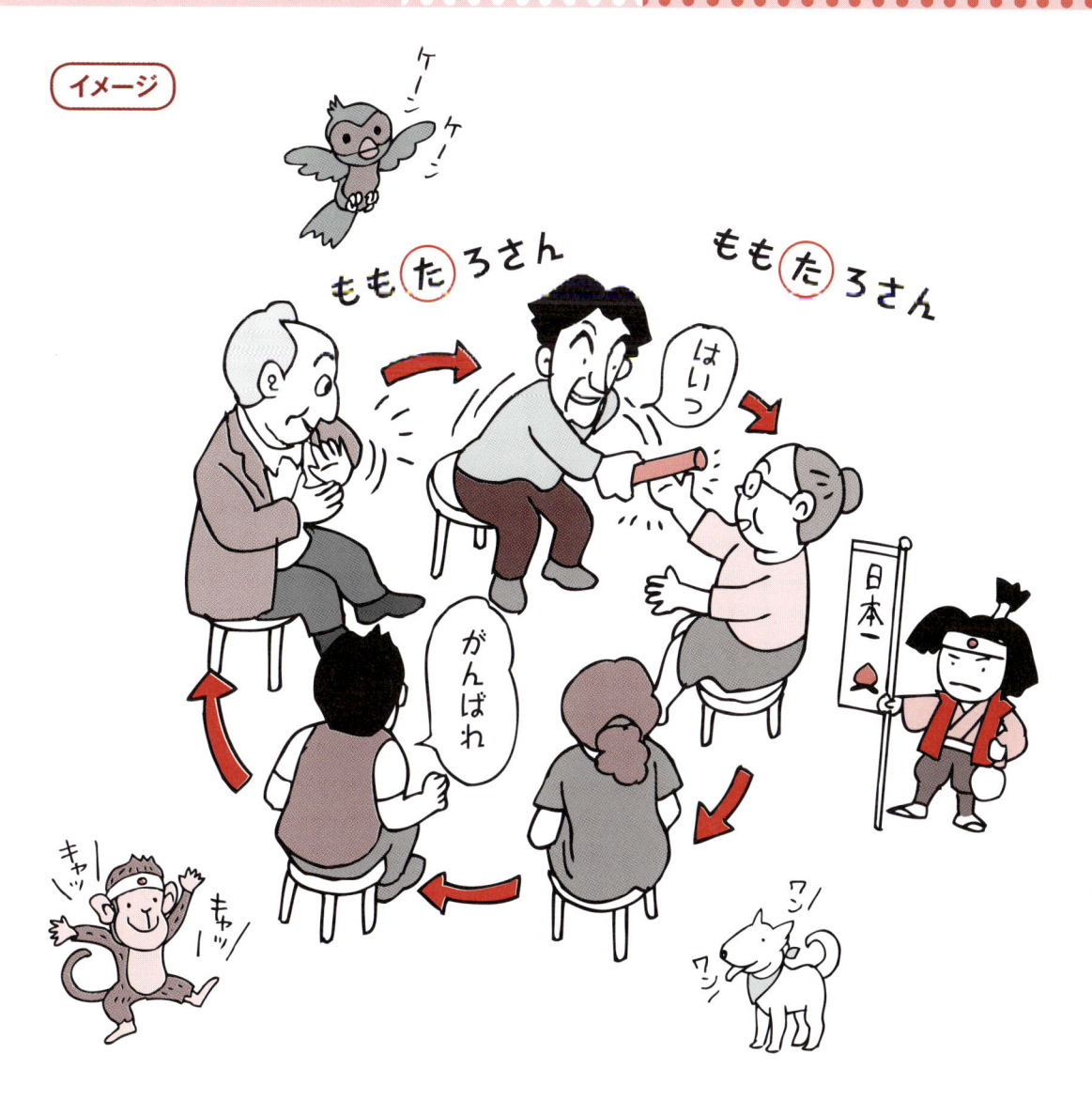

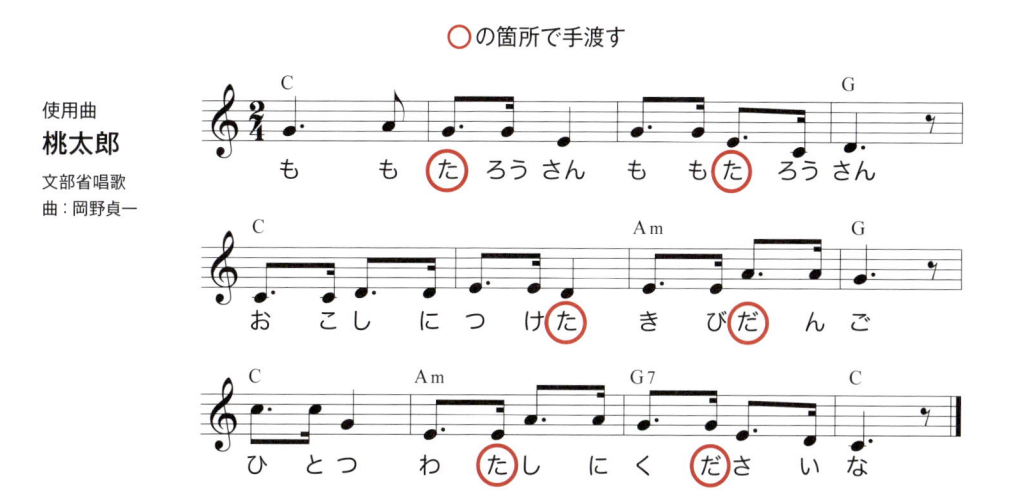

イメージ

○の箇所で手渡す

使用曲
桃太郎
文部省唱歌
曲：岡野貞一

もも た ろう さん も もた ろう さん

お こし に つけ た き び だ ん ご

ひ と つ わ た し に く だ さ い な

認知 機能編

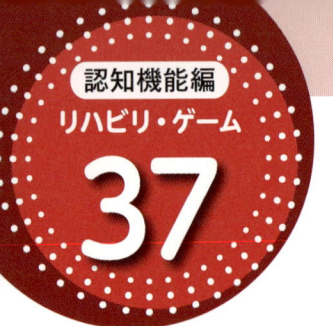

認知機能編 リハビリ・ゲーム 37 色違いチューリップ

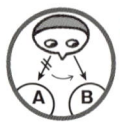

主目的 注意の持続能力・注意の転導能力の向上

副目的 短期記憶の向上 声量の拡大

準備
- **人数**：1人以上
- **使用楽器**：キーボードやギター等（伴奏用）
- **使用物品**：ホワイトボード、ボード用ペン、指示棒

導入トーク
今から〈チューリップ〉を一緒に歌います。歌いながら私がボードに書いてある「赤」「白」「黄」のチューリップの絵を指します。**指した順番を覚えておいてください。**そして歌の「♪赤白黄色」の箇所が来たら、元の歌詞ではなく、私が指した色の順番で歌ってください。

手順とルール
① 参加者をホワイトボードの前に位置させる。
② 伴奏に乗ってリーダーは参加者と一緒に歌う。「♪咲いた〜」という歌の冒頭で、リーダーはランダムな順でチューリップの絵を指しておく。
③ 「♪赤白黄色」の歌詞のところは、指示した色の順で歌わせる。

ゲーム性　点数をあらかじめ決めておき（例：持ち点10点）、間違えた時に減点する。

難易度アレンジ
♥ ・順番を指すタイミングを、「♪赤白黄色」の歌詞の直前にする

♥♥♥ ・順番を指すのは、歌の冒頭にする
・チューリップの色を4色に増やす

音楽リハビリのポイント
● 歌いながら、新たな情報を目で見て順番に記憶することから、聴覚・視覚・発声発話機能・集中力・注意切り替え力・短期記憶力を連動させることになる。
● 発声の制限がある方は、制限を考慮する。

イメージ

使用曲
チューリップ
原詞：近藤宮子／
　　　日本教育音楽協会
曲：アメリカ民謡

さいた　さいた　チューリップ　の
はなが　ならんだ　ならんだ

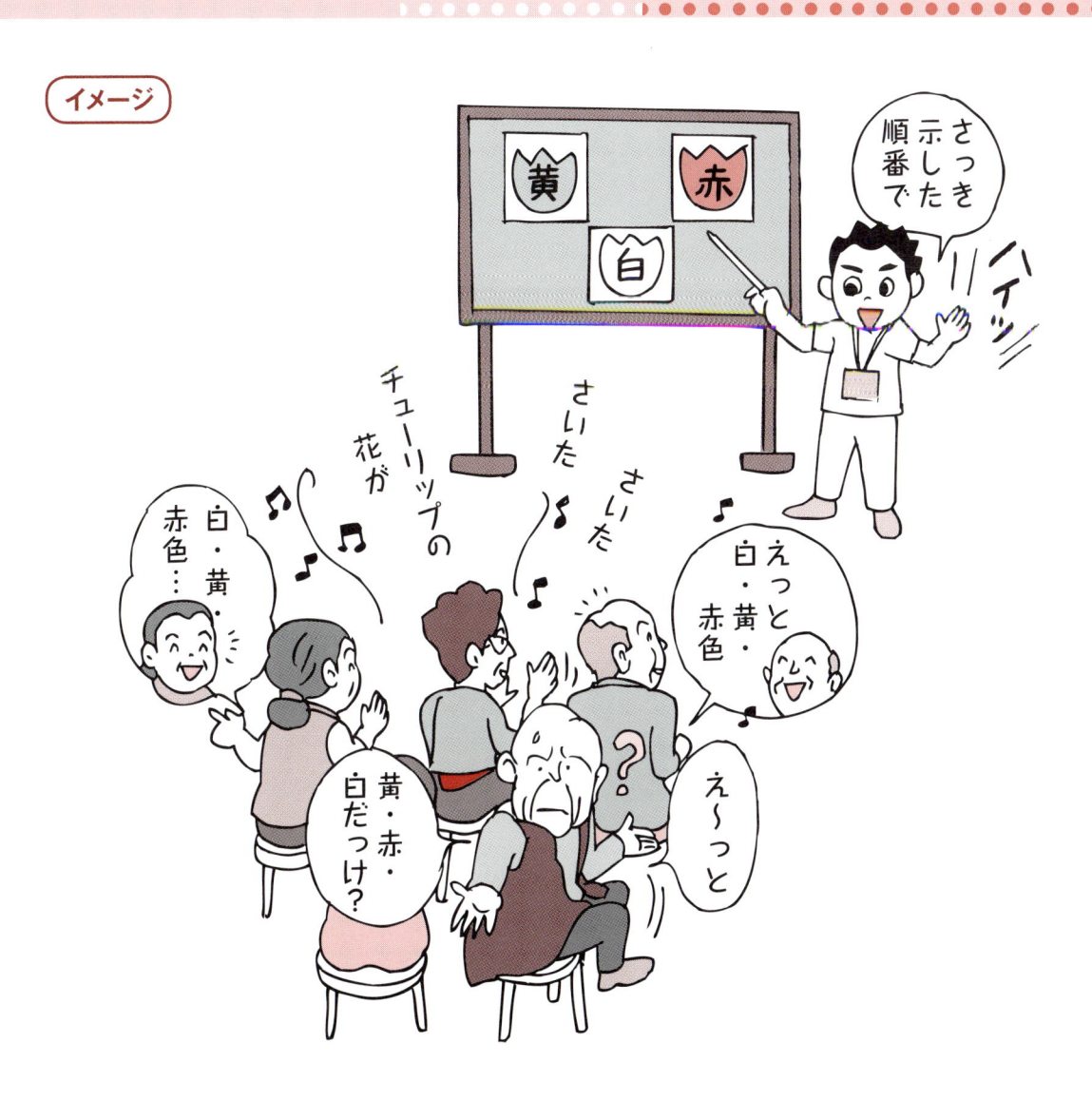

○をリーダーが示した順番で歌う

○○○○○○○　どの　はな
みても　きれいだな―

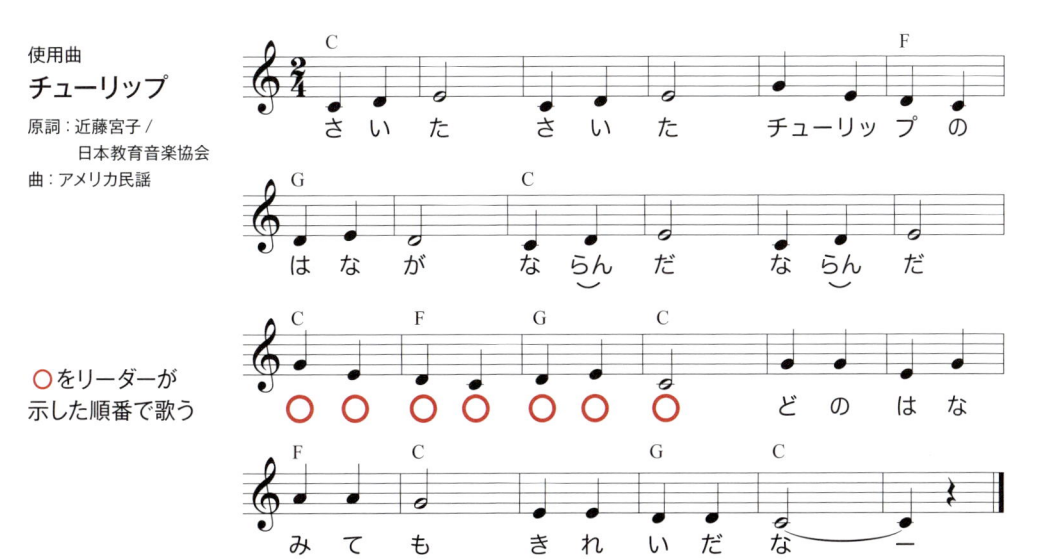

認知
機能編

認知機能編 リハビリ・ゲーム 38

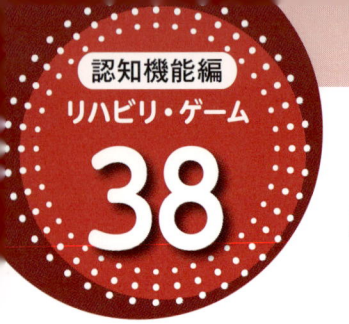

踊るクマさん

主目的 短期記憶の向上

副目的 上肢の可動域の拡大

準備

人数：1人以上
使用楽器：ピアノやギター等（伴奏用）
使用物品：なし

導入トーク

　今から〈森のくまさん〉の曲に合わせて私が踊ります。「♪ある日～」（と歌いながら頭を両手で押さえる）「森の中～」（両手を水平にする）「クマさんに」（両手を上にあげる）「であ～った」（両手を腰に添える）という感じです。今実施したすべての動きを記憶してください。そして「花咲く森の道クマさんにであ～った」の歌詞のところで、**思い出して連続して踊ってください。**

手順とルール

① 参加者を横1列に位置させる。
② リーダーは歌いながら踊りの例を示す(図)。

ゲーム性　点数をあらかじめ決めておき（例：持ち点10点）、間違えた時に減点する。

難易度アレンジ

♥ ・動作の種類を減らす

♥♥♥ ・2種類の連続動作にする
（例：「ある～日」のところでは頭から両手を前に）
・動作の回数をそれぞれ増やす
（例：頭2回たたく、横に広げた両手を2回揺らす等）

音楽リハビリのポイント

● 歌詞の内容と直接結びつかない動作を覚えることにより、視覚・聴覚・上肢運動・短期記憶力・注意力・注意切り替え力を連動させる。
● 上肢の動きの範囲に制限がある方は、動きの範囲を考慮する。

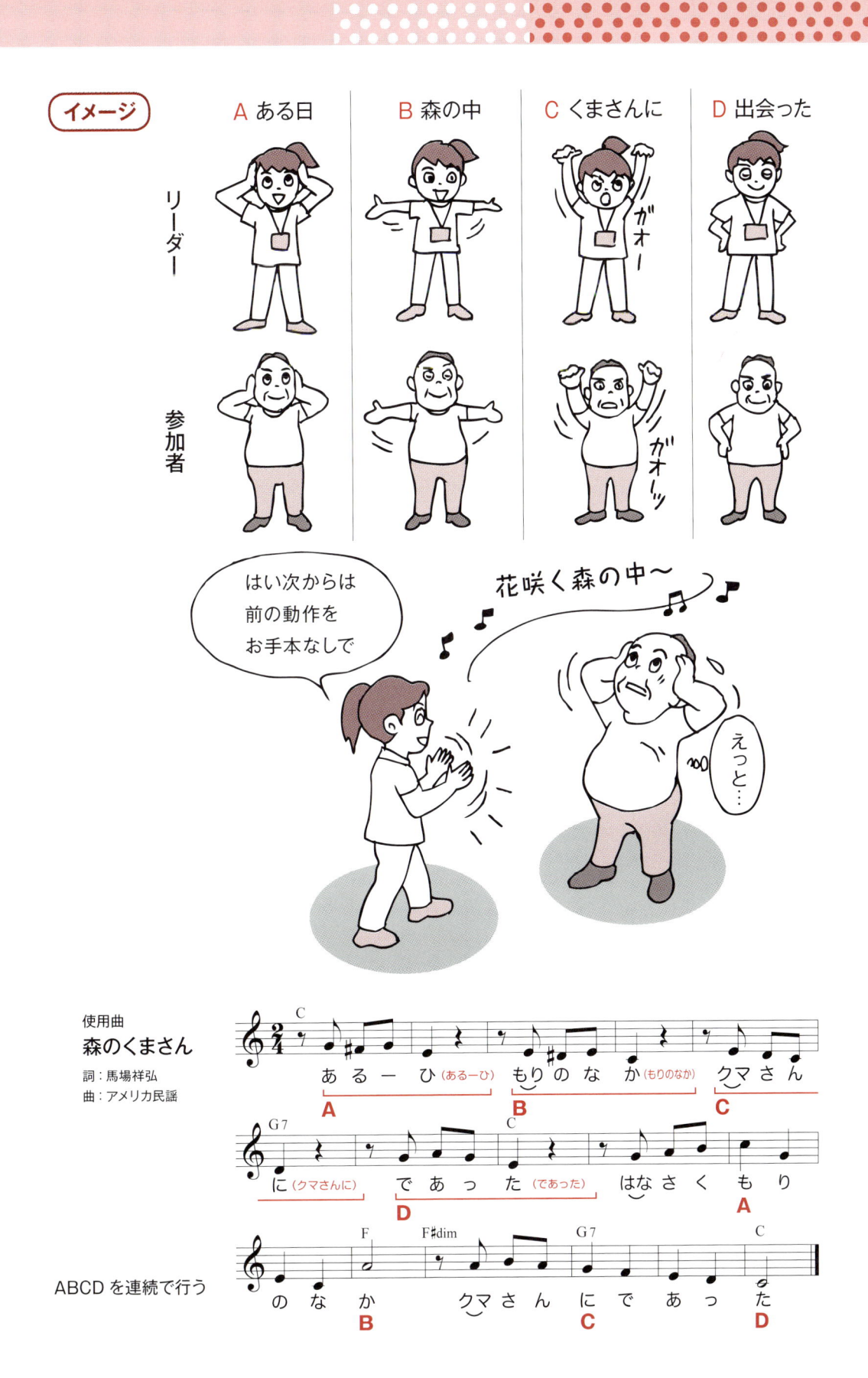

イメージ

	A ある日	B 森の中	C くまさんに	D 出会った
リーダー			ガオー	
参加者			ガオーッ	

はい次からは前の動作をお手本なしで

花咲く森の中〜

えっと…

使用曲
森のくまさん
詞：馬場祥弘
曲：アメリカ民謡

あるーひ（あるーひ） もりのなか（もりのなか） クマさん
A　　　　　　　　　　B　　　　　　　　　　　C

に（クマさんに） であった（であった） はなさくもり
　　　　　　　　D　　　　　　　　　　　　　A

ABCDを連続で行う

のなか　　クマさんに　であっ　　た
B　　　　C　　　　　　　　　D

認知 機能編

3大機能のための50の音楽ゲーム集 ● 121

認知機能編
リハビリ・ゲーム
39

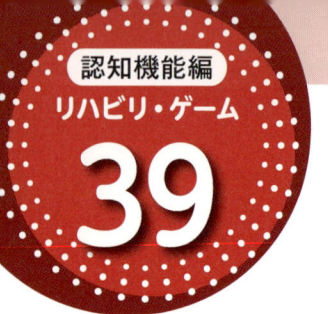

トントン数字カップル

主目的
短期記憶の向上

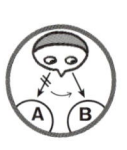

副目的
注意の持続能力・注意の転導能力の向上

準備

人数：1人以上
使用楽器：太鼓
使用物品：数字カード（1～10まで数字カード5セット程度）

導入トーク

　今から、リズムに乗って太鼓を叩きます。その際、叩かれた太鼓の音の数と同じ数字カードを選んでください。たとえば7回叩いたら「7」の数字カードを選びます。次に私が「2枚のカードで答えてください」と指示したら「3と4」あるいは「2と5」など、2枚の合計が「7」になる組み合わせで数字カードを選びます。

手順とルール

① ランダムに置いた数字カードの前に位置させる。
② リーダーはさまざまなリズムで太鼓を叩く。
③ 叩いた回数を、指示した枚数の数字カードの組み合わせで探させる。

ゲーム性　組み合わせのセット数の多さで順位を決める。

難易度アレンジ

❤　・リズムを簡単にする
　　・指示する組み合わせの枚数を減らす
　　（例：1枚、2枚）

❤❤❤　・リズムを複雑にする
　　・指示する組み合わせの枚数を増やす
　　（例：3枚、4枚）

音楽リハビリのポイント

●叩いた音の回数が重要なので、どのようなリズムであってもはっきりと聞こえるように示す。
●視覚・聴覚・手指運動・触覚・短期記憶力・集中力を連動させることになる。
●手指の動きの範囲に制限がある方は、動きの範囲を考慮する

イメージ

1から10までの数字を並べておく

「5回だから5のカードね」

トントントントントン

「2枚のカードで選んでください」

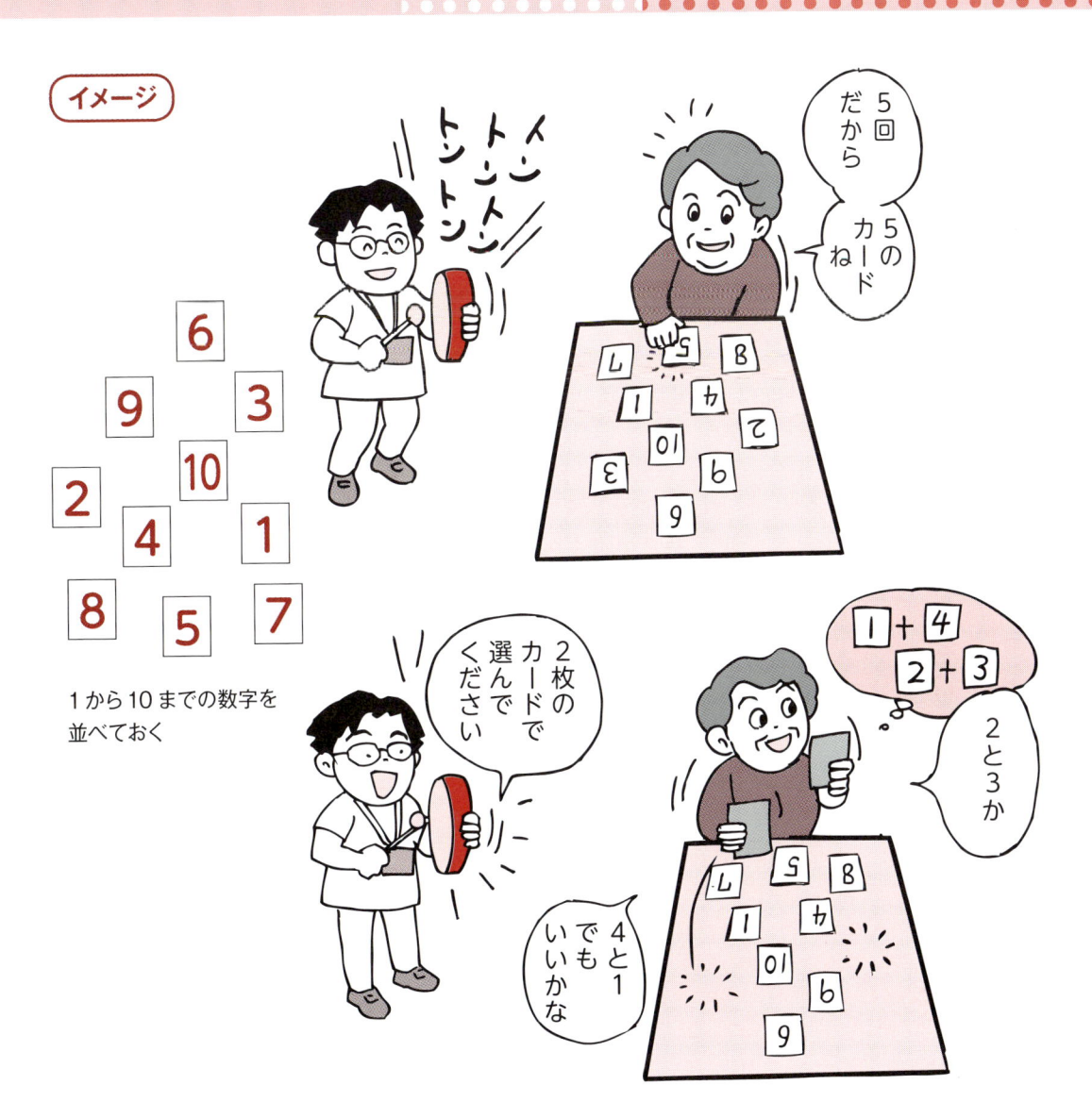

「2と3か」
「4と1でもいいかな」

1+4
2+3

使用リズム例

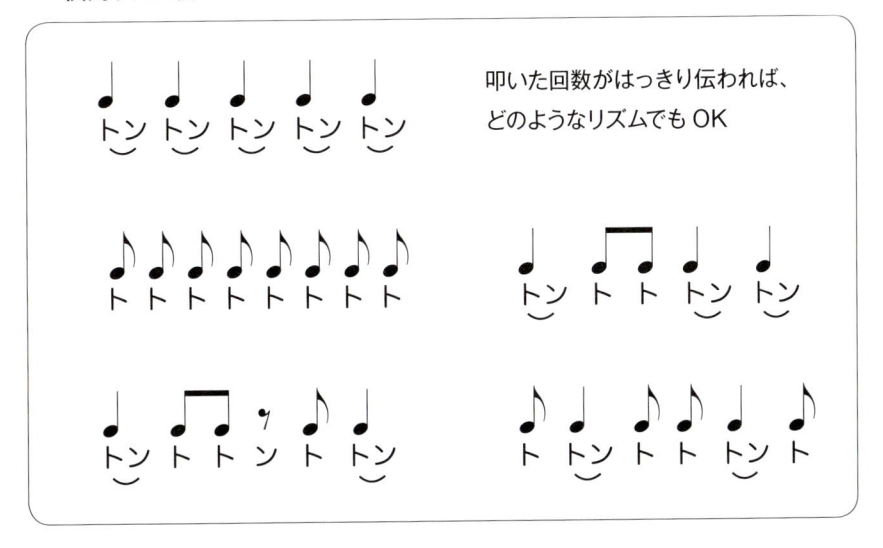

トン トン トン トン トン

ト ト ト ト ト ト ト ト

トン ト ト トン トン

トン ト トン ト トン

ト トン ト トン ト

叩いた回数がはっきり伝われば、どのようなリズムでも OK

認知機能編

認知機能編 リハビリ・ゲーム 40

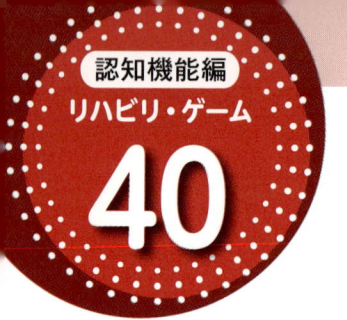

トントン・ポーズ

主目的 短期記憶の向上

副目的 上肢の可動域の拡大

準備
人数：4人以上
使用楽器：太鼓、ピアノやギター等（伴奏用）
使用物品：ホワイトボード

導入トーク
　今から4つのリズムを太鼓で叩きます。みなさんはそのリズムが指定する動作を順番に覚えてもらいます。トン・トン・トンと叩いたら「両手を水平」に、トトトト・トンと叩いたら「両手を頭」に、トント・トント・トンと叩いたら「両手を高く上げ」ます。トーント・トンと叩いたら「両手を腰」に、という動作です。よく覚えてください。みなさんがそれぞれのリズムと動作を覚えたら、〈とんがり帽子の時計台〉を弾きますので、それに合わせて覚えた順に動作をします。

手順とルール
① 参加者を横1列で位置させる。
② リーダーは4つのリズムを太鼓で叩き、それぞれのリズムとセットになった動作を示す。
③ リーダーは4つのリズムを順番に太鼓で叩く。そして参加者にリズムと動作を順番に記憶させる。
④ リーダーは〈とんがり帽子の時計台〉を弾き、参加者に順番に動作させる。

♪緑の丘の　　　赤い屋根　　　とんがり帽子の　　　時計台
　（動作1）　　（動作2）　　（動作3）　　　　（動作4）

ゲーム性　点数をあらかじめ決めておき（例：持ち点10点）、間違えた時に減点する。

難易度アレンジ
❤　・リズムが指定する動作を減らす
　　・リズムを遅くする

❤❤❤　・リズムが指定する動作を増やす
　　　・リズムを速くする

音楽リハビリのポイント
● 4種のリズムが指定するそれぞれの動作を覚え、直接関連のない曲に合わせてその4つの動作を順番に再現することになる。
● 視覚・聴覚・上肢運動・短期記憶力・注意力・注意切り替え力を連動させることになる。
● 上肢の動きに範囲の制限がある方は、動きの範囲を考慮する。

イメージ

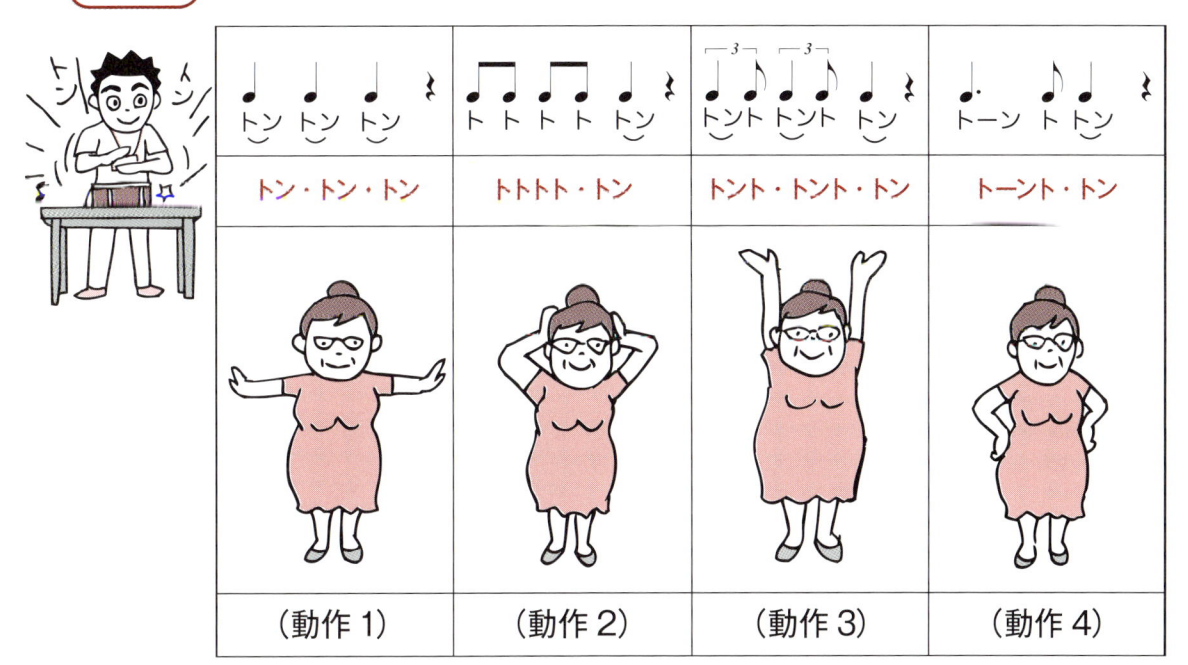

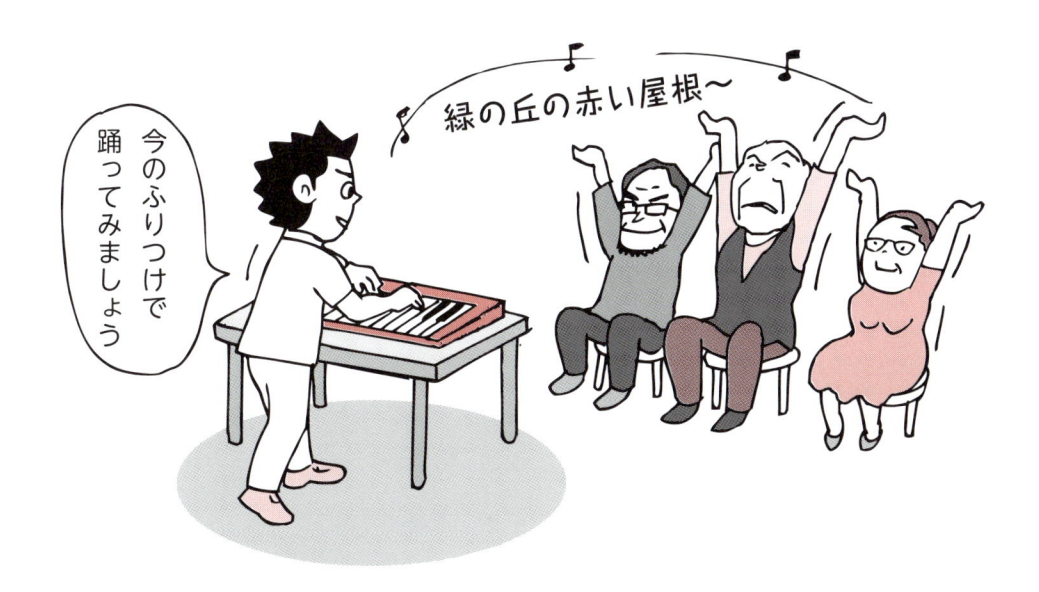

♩ ♩ ♩ ♪	♫ ♫ ♪	♫₃ ♫₃ ♪	♩. ♪ ♪
トン トン トン	ト ト ト ト トン	トント トント トン	トーン ト トン
トン・トン・トン	トトトト・トン	トント・トント・トン	トーント・トン
（動作1）	（動作2）	（動作3）	（動作4）

緑の丘の赤い屋根〜

今のふりつけで踊ってみましょう

認知 機能編

使用曲
とんがり帽子
詞：三苫やすし
曲：河村光陽

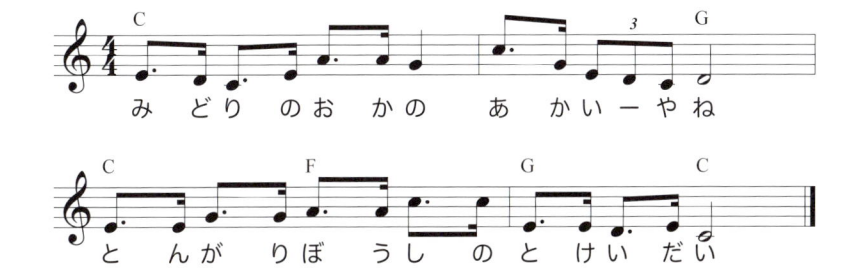

みどりのおかの あかいーやね

とんがりぼうしの とけいだい

認知機能編　リハビリ・ゲーム 41

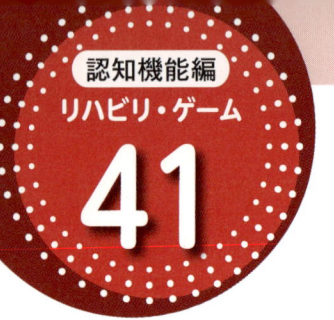

リズム・ジェスチャー

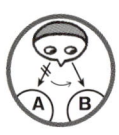

主目的
短期記憶力の向上
注意の持続能力・注意の転導能力の向上

副目的
上肢の可動域の拡大

準備

人数：3人～6人程度
使用楽器：太鼓、ピアノやギター等（伴奏用）
使用物品：なし〈ぶん ぶん ぶん〉

導入トーク

みなさんは一人ずつ、自分の動きを決めてもらいます。例えば「両手を頭にのせる」などです。この**自分が考えた動作を順番に一人ずつみなさんの前で演じてもらいます**から、**みなさんはこれを見てすべて覚えてください**。はじめに私が指名した人は、音楽に合わせて誰かの動作をしてください。太鼓で合図が鳴ったら、誰か次の人を指さしてください。指さされた人は、また自分の動作以外の他の人の動作をします。次の太鼓の合図が鳴るまで、リズムに合わせて動作を続け、太鼓の合図が聞こえたら、別の人を指さします。

手順とルール

① 参加者を円になるように位置させる。
② リーダーは各自に動作を一つ決めさせる（図）。
　リーダーは〈ぶん ぶん ぶん〉の1フレーズごとに太鼓の音をタイミングよく入れて、次の人を指名させる。
③ 最初はリーダーの指名でスタートする。

ゲーム性　点数をあらかじめ決めておき（例：持ち点10点）、間違えた時に減点する。

難易度アレンジ

♥
- 参加者を減らす
- 動作を単純にする
  （例：両手同じ動き）
- 一人の動作の種類を減らす

♥♥♥
- 参加者を増やす
- 動作を複雑にする
  （例：両手の動きをバラバラにする）
- 一人の動作の種類を増やす

音楽リハビリのポイント

- 他の人が決めた動きをすべて記憶し、音楽の流れに乗って再現することになる。
- 視覚・聴覚・上肢運動・短期記憶力・注意力・注意切り替え力を連動させることになる。
- 上肢の動きに範囲の制限がある方は、動きの範囲を考慮する

イメージ

すべて記憶
します

自分の動き　　　他の人の動き

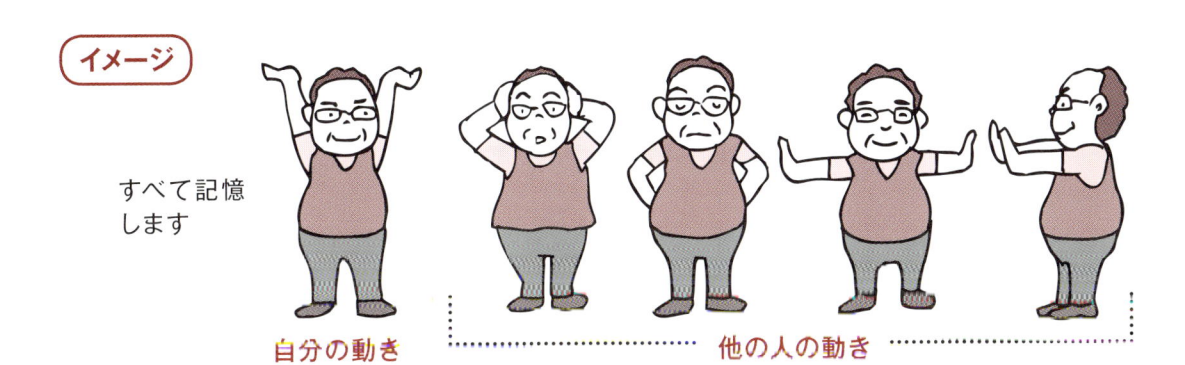

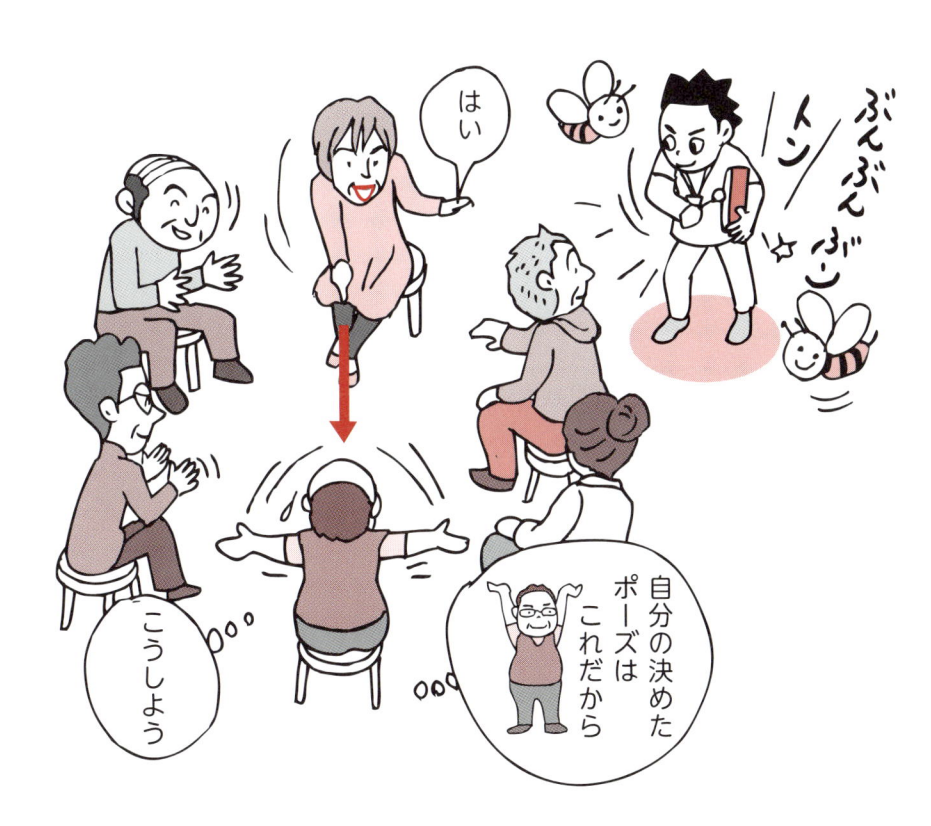

はい
ぶんぶんぶん
トン
こうしょう
自分の決めた
ポーズは
これだから

トン！で次の人を指さす

使用曲
ぶんぶんぶん
日本語詞：村野四郎
曲：ボヘミア民謡

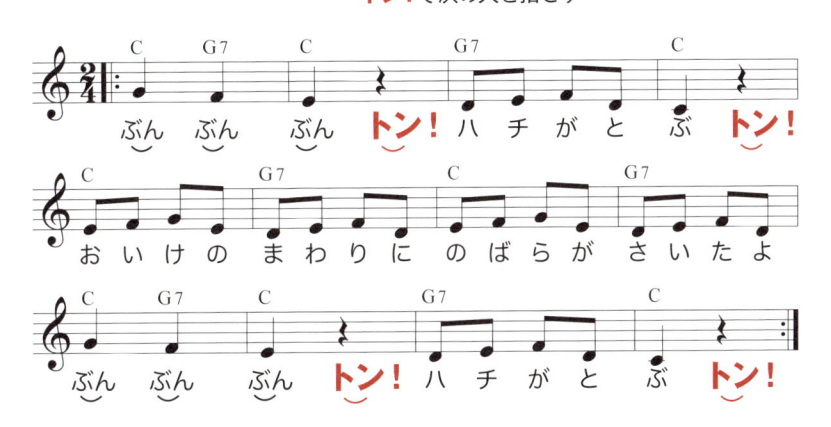

ぶん ぶん ぶん トン！ ハ チ が と ぶ トン！
おいけの まわりに のばらが さいたよ
ぶん ぶん ぶん トン！ ハ チ が と ぶ トン！

認知 機能編

認知機能編 リハビリ・ゲーム 42

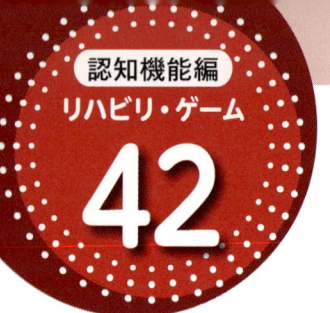

絵ドレミ記憶

主目的 短期記憶力の向上

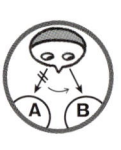

副目的 注意の持続能力・注意の転導能力の向上 声量の拡大

準備

人数：1〜5人
使用楽器：キーボードやギター等（伴奏用）
使用物品：五十音から連続した7音を冒頭に持つことば（各3種）。
それを描いた絵カード（7音×3種＝21枚）
（例：さ・し・す・せ・そ・た・ち を使う場合なら、「さ」のつく言葉として「魚」「酒」「竿」など3種類の絵カード）

導入トーク

今からみなさんの目の前にある絵カードを使って〈ドレミの歌〉の替え歌を歌います。私が何の絵を歌ったかをよく覚えておいてください。使った絵もあれば、使わない絵もあります。私が歌った内容を、2回目はみなさんが絵カードを指さしながら、大きな声で歌ってください。

手順とルール

① 参加者の前に21枚の絵カードをランダムに並べる。（図）
② リーダーは〈ドレミの歌〉の歌詞を絵カードの中にある名称に変えて五十音順に歌う。
　（例）♪「さ」は魚のさ「し」はしまうまのし「す」はスイカのす「せ」はせっけんのせ「そ」はそらまめよ　「た」はたんぼのた「ち」はちくわのち　さあ歌いましょう
③ 参加者に使った絵カードを指しながら、歌ってもらう。

ゲーム性　点数をあらかじめ決めておき（例：持ち点10点）、間違えた時に減点する。

難易度アレンジ

♥ ・絵カードの選択肢を減らす（3種→2種）
♥♥♥ ・絵カードの選択肢を増やす（3種→4種）
　　　・五十音順に歌わず、ランダムにする

音楽リハビリのポイント

● ランダムに並べられた21枚の絵カード中、歌われた7枚の絵の種類と歌われた順序を記憶し、絵を頼りに歌詞を自分で再現して歌うことになる。同じ音から始まることばのカードが3枚あるので、混乱しないように集中力をトレーニングする。
● 視覚・聴覚・発声発話機能・短期記憶力・注意切り替え力を連動させることになる。
● 声量の低下が認められる参加者には、配慮する。

イメージ

21枚の絵カードをランダムに並べる

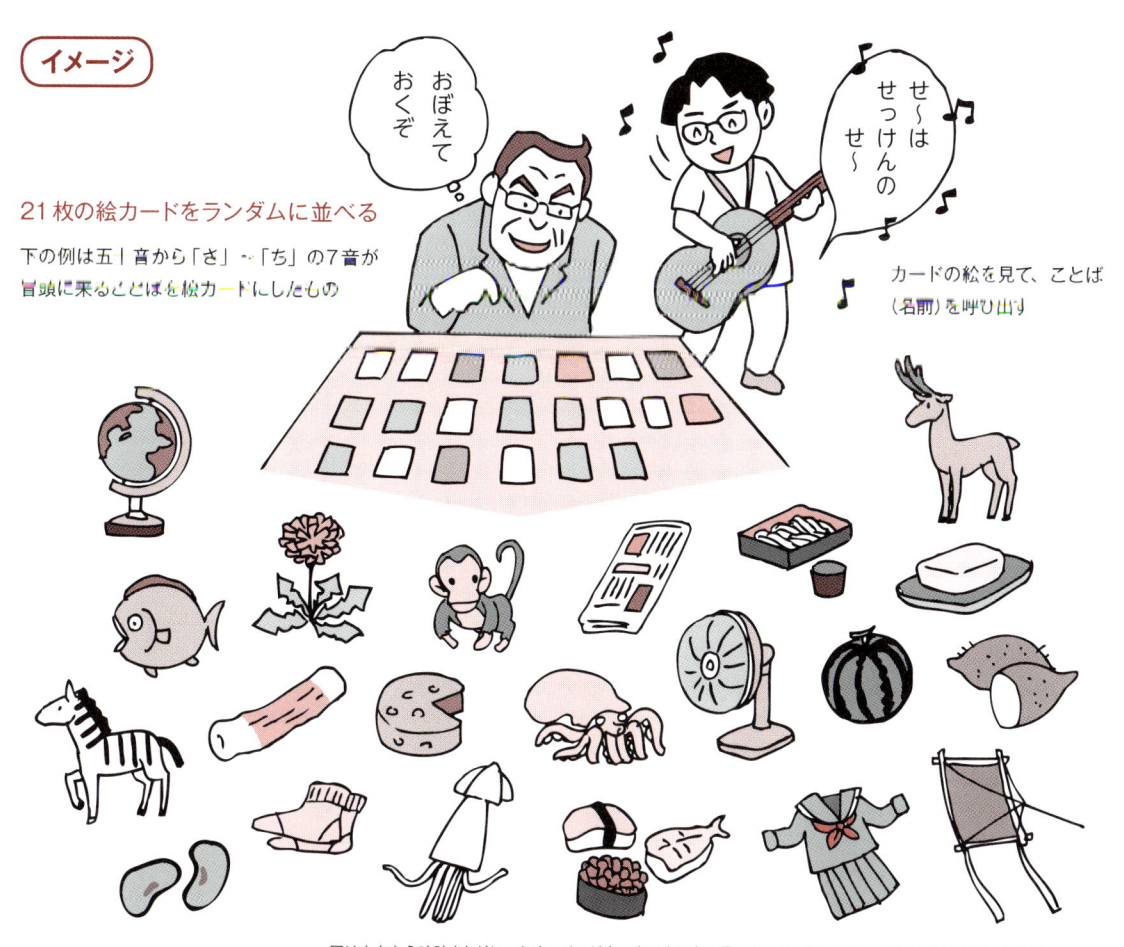

下の例は五十音から「さ」〜「ち」の7音が冒頭に来ることばを絵カードにしたもの

カードの絵を見て、ことば（名前）を呼び出す

（吹き出し）おぼえておくぞ
（吹き出し）せ〜は せっけんの せ〜

図は右上から時計まわりに、シカ、せっけん、さつまいも、凧、セーラー服、寿司、するめ、ソックス、そら豆、しまうま、さかな、地球儀、たんぽぽ、サル、新聞紙、そば、スイカ、扇風機、タコ、チーズ、ちくわ、

認知機能編

使用曲
ドレミの歌
日本語原詞：ペギー葉山
曲：Richard Rodgers

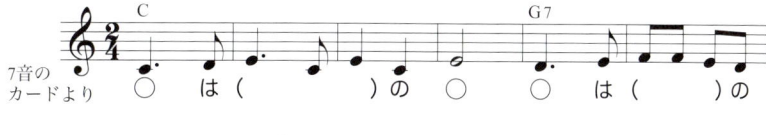

7音のカードより

○は連続した五十音から7つの文字が入る
（　）は絵の名前

DO-RE-MI
Lyrics by Oscar Hammerstein II
Music by Richard Rodgers
©1959 by Richard Rodgers and
Oscar Hammerstein II
Copyright Renewed
WILLIAMSON MUSIC owner of
publication and allied rights
throughout the world
International Copyright Secured
All Rights Reserved

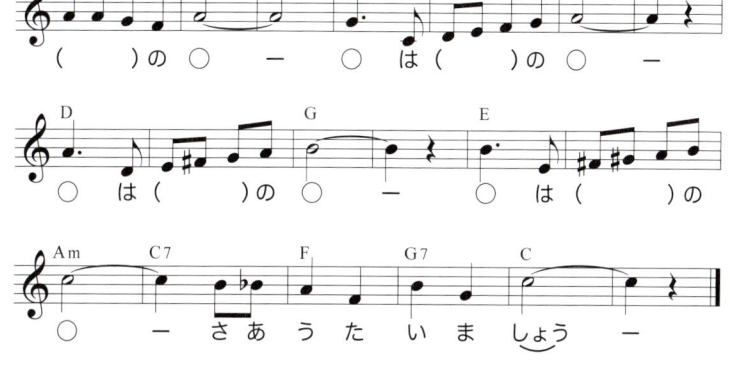

○は（　）の　○　○は（　）の
○ー　○は（　）の　○　○は
（　）の　○ー　○は（　）の　○ー
○は（　）の　○ー　○は（　）の
○ー　さあうたいましょう　ー

3大機能のための50の音楽ゲーム集

認知機能編 リハビリ・ゲーム 43

目かくし缶缶

主目的 短期記憶力の向上

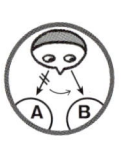

副目的 注意の持続能力・注意の転導能力の向上

準備
人数：1人以上
使用楽器：キーボードやギター等（伴奏用）
使用物品：4種類の空き缶（1〜4まで数字の書いてあるもの）×参加人数

導入トーク
今から〈春の小川〉を歌いながら、数字が書いてある空き缶を数字の順番とおりに叩いてもらいます。次に番号を隠し、缶の位置を並び変えます。どの缶が何番だったか覚えておき、最初の順番通りに缶を叩きながら歌ってください。

手順とルール
① 参加者を机の前に位置させる。
② リーダーは動作を説明する。（図）
　最初に**番号順に2回ずつ叩いてもらう。**
　例：♪はー…（1）、るの…（2）、おが…（3）、わは…（4）
　　　さら…（1）、さら…（2）、いく…（3）、よ…（4）　　以下も歌いながら叩く

ゲーム性　叩き損ねるなど失敗した場合には失敗ポイントを与える。

難易度アレンジ
♥ ・伴奏スピードを遅くする。
　・4拍ごとに1回叩いて次の缶に移る。

♥♥♥ ・伴奏スピードを速くする。
　・1拍ごとに1回叩いて次の缶に移る

音楽リハビリのポイント
● はじめに歌詞と缶の外見をセットで記憶させることになる。
● 視覚・聴覚・発声発話機能・集中力・注意の切替え能力・短期記憶力を連動させることになる。
● 上肢の動きの範囲に制限がある方は、動きの範囲を考慮する

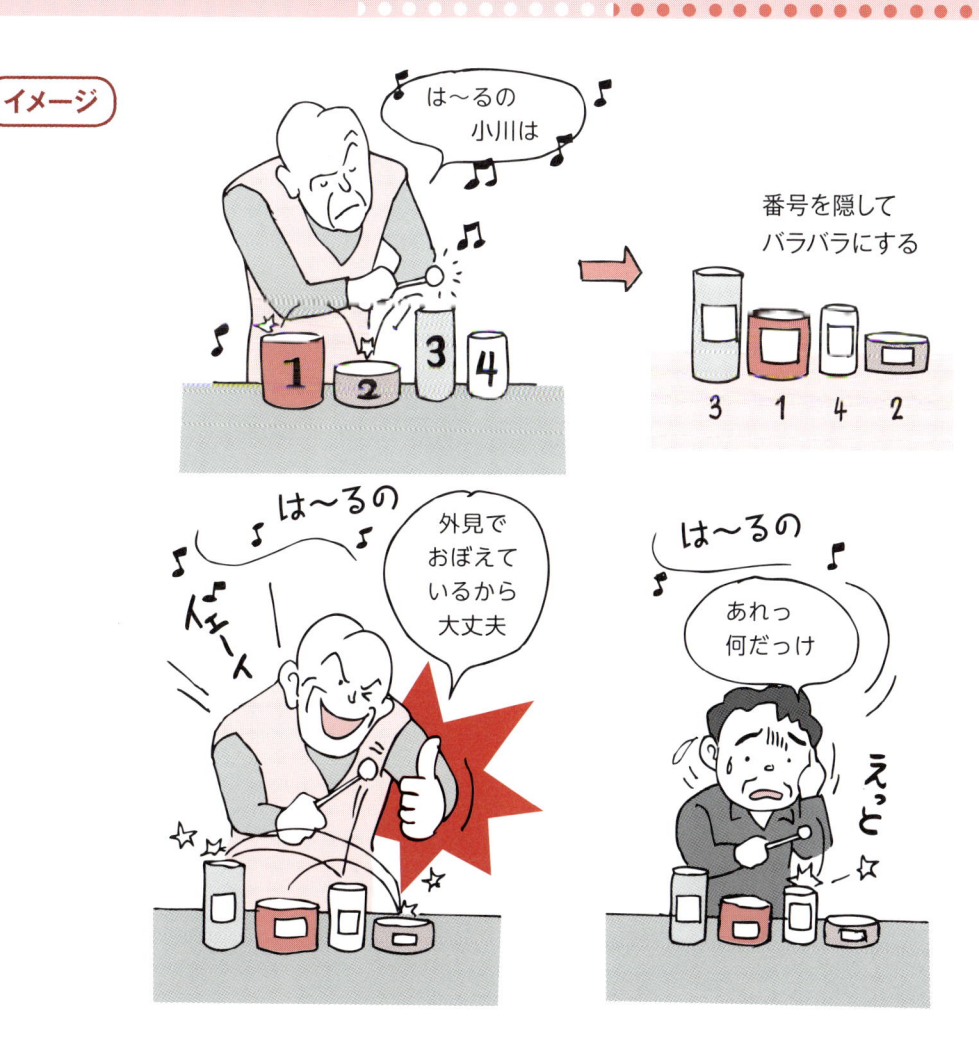

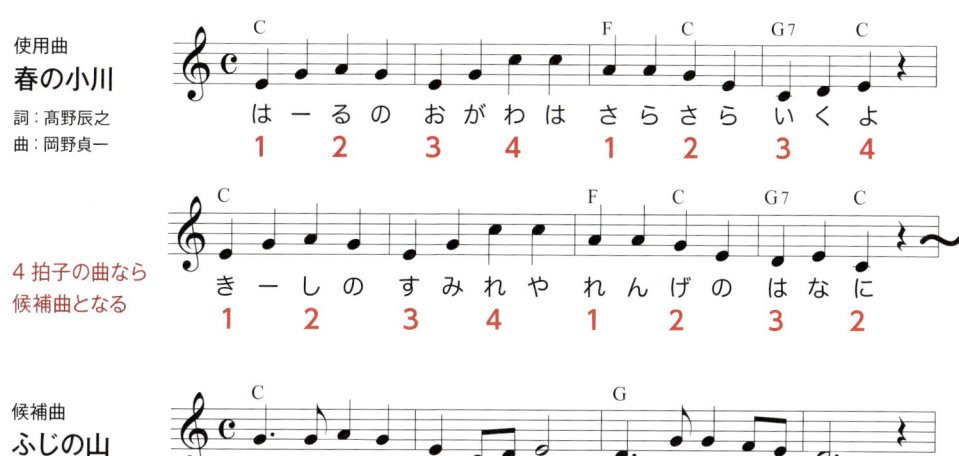

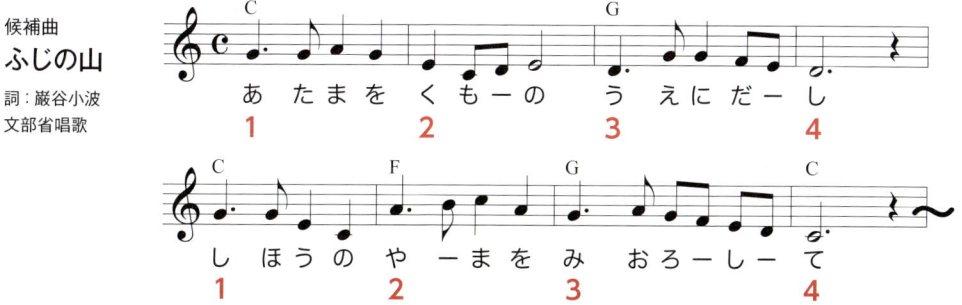

イメージ

使用曲
春の小川
詞：髙野辰之
曲：岡野貞一

はーるの おがわは さらさら いくよ
1　2　3　4　1　2　3　4

4拍子の曲なら候補曲となる

きーしの すみれや れんげの はなに
1　2　3　4　1　2　3　2

候補曲
ふじの山
詞：巌谷小波
文部省唱歌

あたまを くもーの うえにだーし
1　2　3　4

しほうの やーまを みおろーして
1　2　3　4

認知機能編 リハビリ・ゲーム 44

シャボン玉計算

主目的 短期記憶力の向上

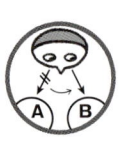

副目的 注意の持続能力・注意の転導能力の向上

準備
- 人数：1人以上
- 使用楽器：キーボードやギター等（伴奏用）
- 使用物品：なし

導入トーク
今から〈シャボン玉〉を歌います。歌詞の「やね」の所に数字を入れますので、その数字の数だけ手拍子をしてください。2回目の「やね」でまた新たな数字が出てきたら、最初の数字に数を足していってください。

手順とルール
① 参加者を円に位置させる。
② リーダーは動作を説明する。（図）
③ あらかじめ与えた数字を累計していくことを伝えておく。
　例）♪シャボン玉とんだ〜　**3まで飛んだ〜**　ハイ！→**3回**手拍子する
　　　4まで飛んで〜こわれて消えた〜　ハイ！→**7回**手拍子する

ゲーム性　手拍子の数を間違えた場合は失敗ポイントを与える。

難易度アレンジ
♥ ・伴奏スピードを遅くする。
　 ・数字を小さくする

♥♥♥ ・伴奏スピードを速くする。
　　　・引き算にする

音楽リハビリのポイント
- 音楽の流れに乗りながら、ピンポイントで数字を抽出して記憶する。
- 聴覚・手指・計算力・注意切り替え力・短期記憶力を連動させることになる。
- 上肢の動きに範囲の制限がある方は、動きの範囲を考慮する。

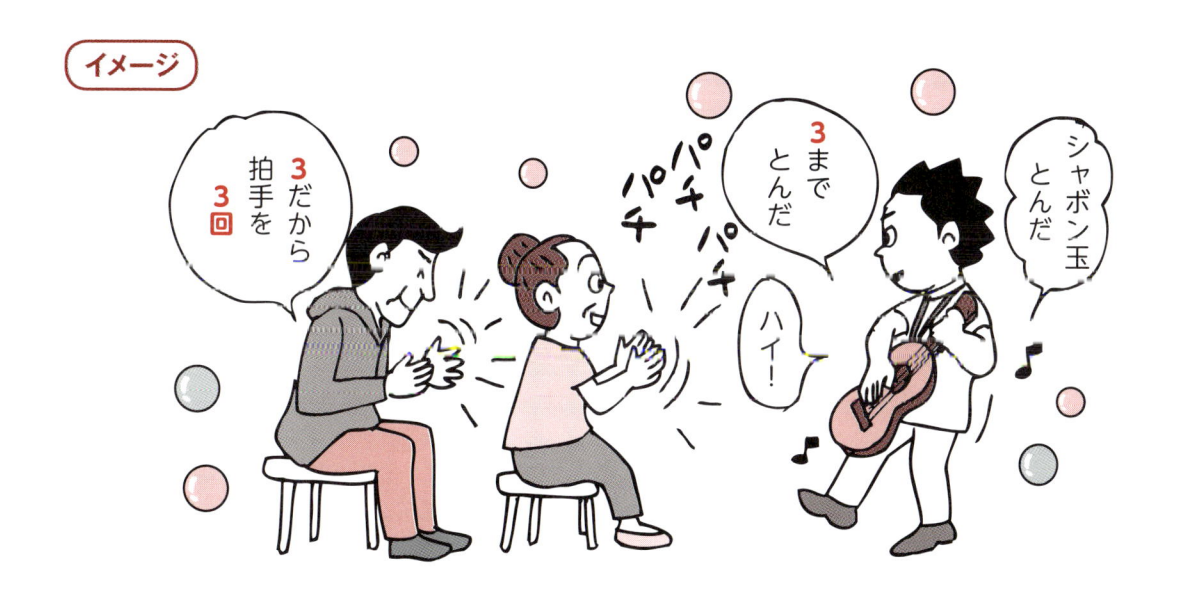

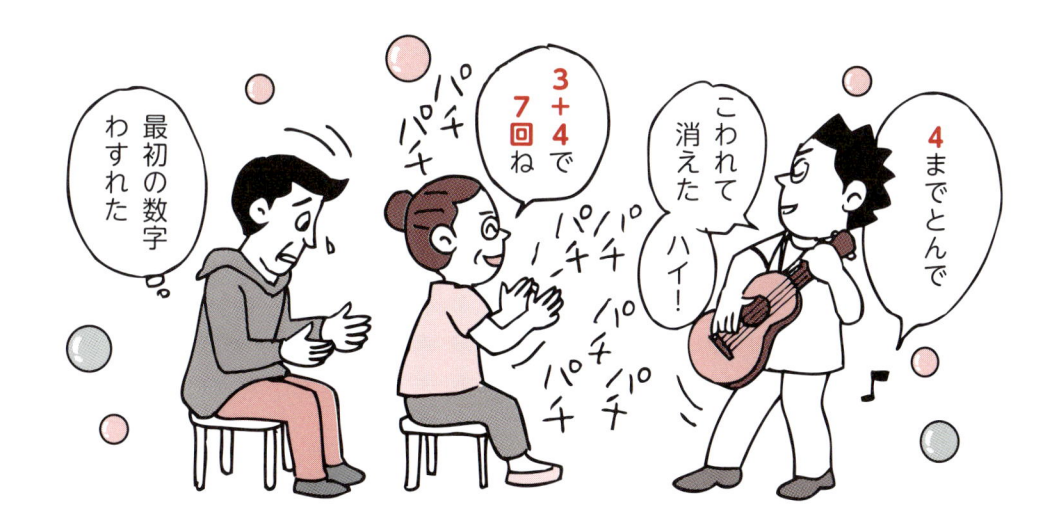

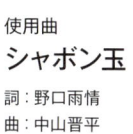

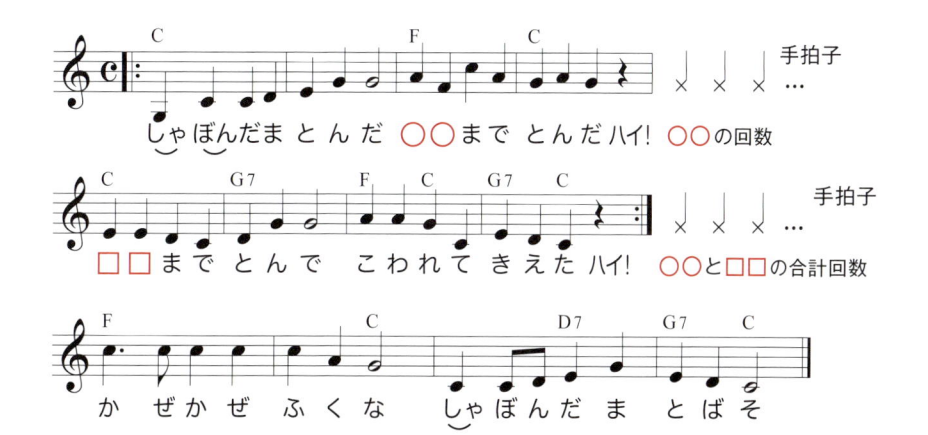

イメージ

> **3**だから拍手を**3回**
>
> パチパチパチ
>
> **3**までとんだ
>
> ハイ！
>
> シャボン玉とんだ

> 最初の数字わすれた
>
> パチパチ
>
> **3+4**で**7回**ね
>
> パチパチパチパチパチパチパチ
>
> こわれて消えたハイ！
>
> **4**までとんで

認知 機能編

使用曲
シャボン玉
詞：野口雨情
曲：中山晋平

しゃぼんだま とんだ ○○まで とんだ ハイ！ ○○の回数　手拍子

□□まで とんで こわれて きえた ハイ！ ○○と□□の合計回数　手拍子

かぜかぜ ふくな しゃぼんだま とばそ

認知機能編 リハビリ・ゲーム 45

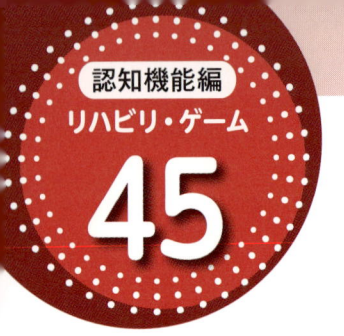

数字でシェイク

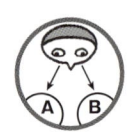

主目的 注意の分配能力の向上

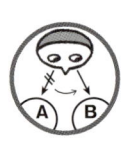

副目的 注意の持続能力・注意の転導能力の向上

準備
人数：1人以上
使用楽器：キーボードやギター等（伴奏用）
使用物品：ペットボトル（蓋つき）×参加人数、あずき等、数字カード（貼れるようにする）

導入トーク
今から〈四季の歌〉の替え歌を歌います。みなさんは歌に合わせて目の前に置かれた数字の書かれたペットボトルを振ってもらいます。例えば私が「♪はーち（8）を愛する人は心清き人〜」と歌って太鼓「ドンドンドン、ハイ」と合図します。みなさんは目の前にあるペットボトルの数字を見て、**2つを合計して8になるような組み合わせで（例：2と6の）**ボトルマラカスを両手に持って4回振ってください。その後も歌は続きますので、**別の組み合わせで8になる数を見つけ、また両手で振ります**。フレーズごとに合図します。なるだけ多くの組み合わせでペットボトルを振れた人の勝ちとします。

手順とルール
① それぞれの参加者の前にペットボトルを1セット置く。（図）
② リーダーは曲と動作の方法の説明する。
③ ♪8を愛する人は心清き人　トン・トン・トン　ハイ！　（例：2と6で4回振る）
　　すみれの花のような　トン・トン・トン　ハイ！　（例：3と5で4回振る）
　　僕のともだち　トン・トン・トン　ハイ！　（例：1と7で4回振る）
④ 太鼓の叩きを開始するタイミングは、フレーズの最後の音と同時に。
　　（清きひとであれば、「と」の音から太鼓を叩く）

ゲーム性　点数をあらかじめ決めておき（例：持ち点10点）、組み合わせを成功させた時に加点する。間違えた時は減点する。

難易度アレンジ
♥ ・伴奏スピードを遅くする
　・指定する数字を1〜5までにする

♥♥♥ ・伴奏スピードを速くする
　・ペットボトルを数字順ではなくランダムに置く

音楽リハビリのポイント
● 1つの数字を2つの数の和に分解して、組み合わせを考えることになる。
● 視覚・聴覚・手指運動・上肢運動・短期記憶力・注意切り替え能力を連動させることになる。
● 上肢の動きに範囲の制限がある方は、動きの範囲を考慮する

イメージ

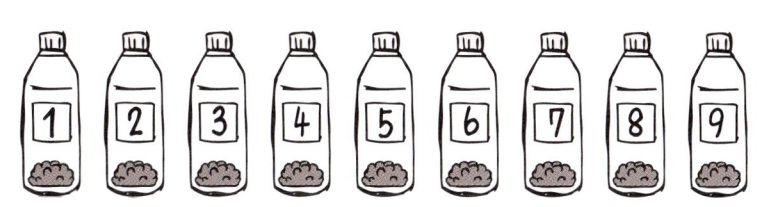

小豆など音の出るものを入れる

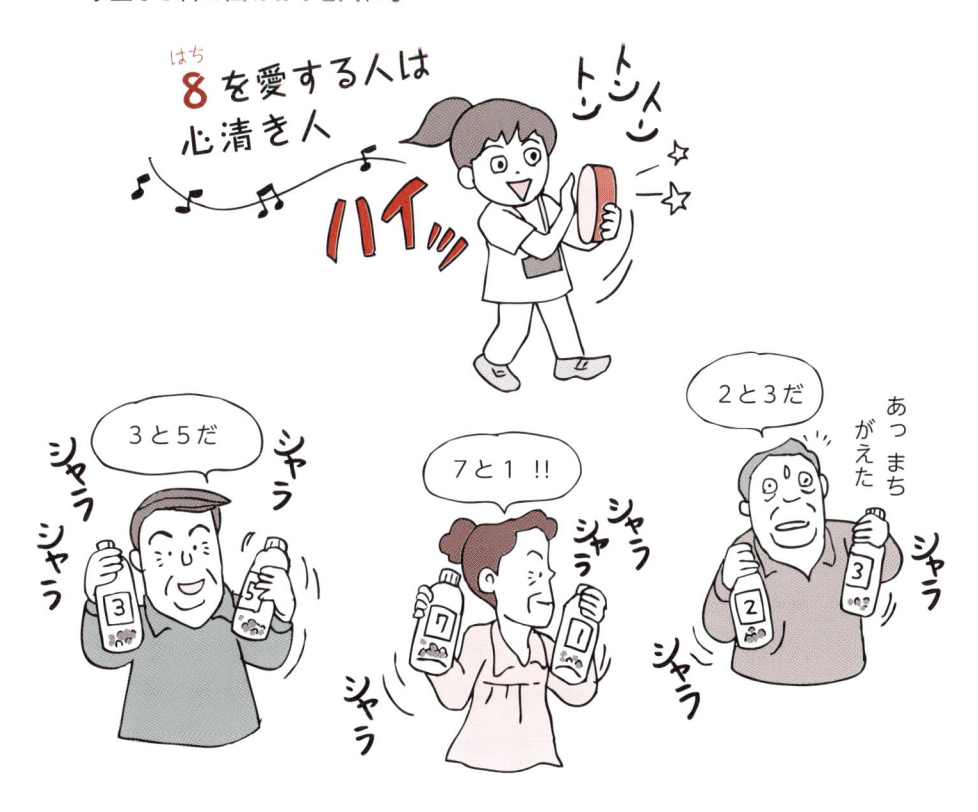

8（はち）を愛する人は 心清き人

ハイッ

3と5だ　シャラシャラ
7と1！！　シャラシャラ
2と3だ　あっ まちがえた　シャラシャラ

認知機能編

使用曲
四季の歌
原詞：荒木とよひさ
原曲：荒木とよひさ

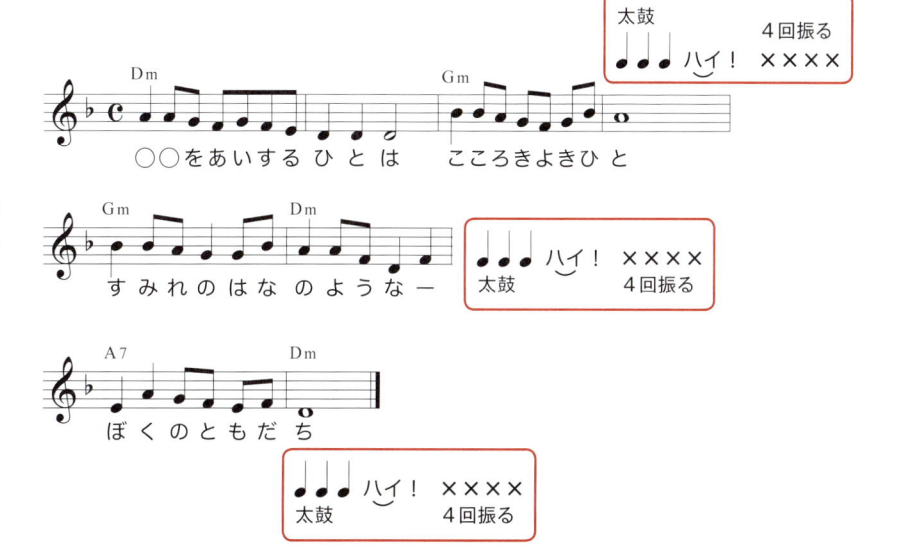

○○をあいする ひとは　こころきよきひと
太鼓 ♩♩♩ ハイ！ ××××　4回振る

すみれのはな のような—
太鼓 ♩♩♩ ハイ！ ××××　4回振る

ぼくのともだ ち
太鼓 ♩♩♩ ハイ！ ××××　4回振る

認知機能編 リハビリ・ゲーム 46

落・回・飛・止
おちて・まわって・とんで・とまる

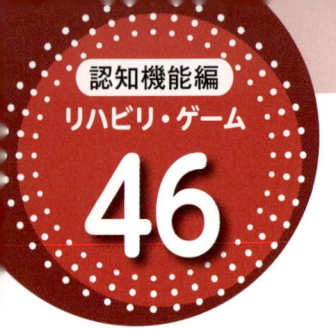

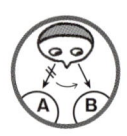

主目的 注意の持続能力・注意の転導能力の向上

副目的 上肢の可動域の拡大

準備
人数：1人以上
使用楽器：キーボードやギター等（伴奏用）
使用物品：ホワイトボード、ピコピコハンマー×参加人数、
6枚の文字カード（お・ち・て・と・ま・る）×参加人数

導入トーク
今から〈夢想花〉を歌います。サビの部分の「♪とんでとんで〜」と「♪まわってまわって〜」は、目の前の文字カードをリズムよく叩きます。叩き方は「とんで」の「ん」で順番にお・ち・て、「まわって」の「わ」で順番にと・ま・る、のカードをハンマーで叩きます。

手順とルール
① それぞれの参加者の前に文字カードをランダムに並べる。（図）
② リーダーは曲と叩き方を説明する。

♪とんで　とんで　とんで　とんで　とんで　とんで　とんで　とんで
　お→　　ち→　　て→　　お→　　ち→　　て→　　お→　　ち→
　まわって　まわって　まわって　まわる
　と→　　　ま→　　　る→　　　と→

③ 参加者にピコピコハンマーを渡し用意する。

ゲーム性　点数をあらかじめ決めておき（例：持ち点10点）、間違えた時に減点する。

難易度アレンジ
♥・伴奏スピードを遅くする　　♥♥♥・伴奏スピードを速くする

音楽リハビリのポイント
● 複合リズムの演奏であり、始めから曲を聴きながら正確に叩くのは難しいので、ゆっくりのテンポで練習するとよい。
● 聴覚・視覚・手指運動・発声発話機能・反射神経・注意力・注意切り替え力を連動させることになる。
● 上肢の動きに範囲の制限がある方は、動きの範囲を考慮する

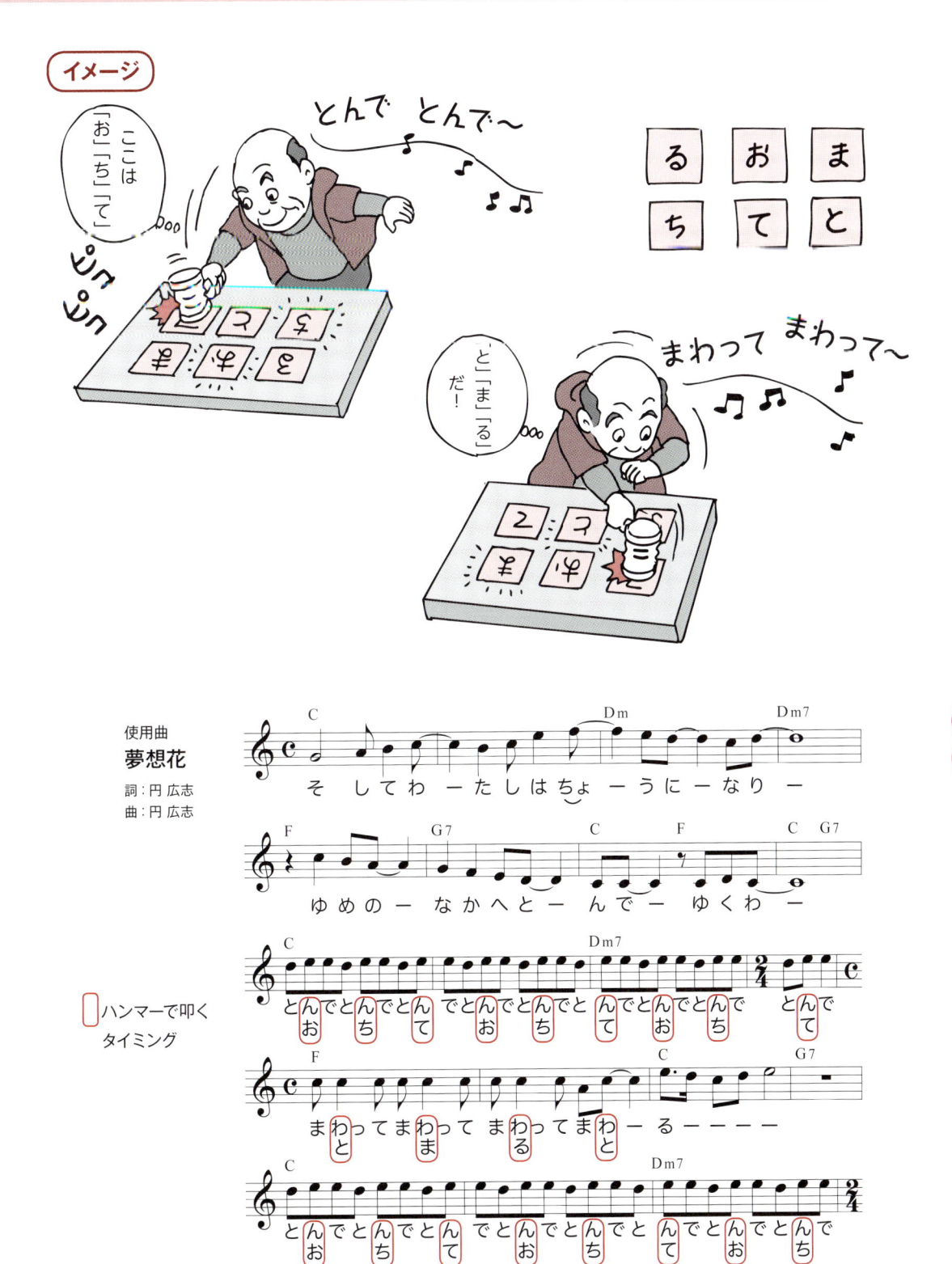

イメージ

「ここは『お』『ち』『て』」
とんで とんで～

る	お	ま
ち	て	と

「と」「ま」「る」だ！
まわって まわって～

使用曲
夢想花
詞：円 広志
曲：円 広志

そ してわーたしはちょーうにーなりー
ゆめのー なかへとー んでー ゆくわー

□ ハンマーで叩く
タイミング

とんでとんでとんでとんでとんでとんでとんでとんで とんで
お　ち　て　お　ち　て　お　ち　て　お　ち　て　お　ち

まわってまわってまわってまわーる
と　ま　と　ま　る

とんでとんでとんでとんでとんでとんでとんでとんで とんで
お　ち　て　お　ち　て　お　ち　て　お　ち　て　お　ち

とんで まわってまわってまわってまわーる
て　と　ま　と　ま　る

認知 機能編

認知機能編
リハビリ・ゲーム
47 さかさまあいさつ

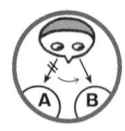

主目的 注意の持続能力・注意の転導能力の向上

副目的 短期記憶力の向上

準備
人数：1人以上
使用楽器：キーボードやギター等（伴奏用）
使用物品：ホワイトボード、ボード用ペン

導入トーク

今から〈世界の国からこんにちは〉を歌います。
「♪こんにちは」の歌詞をいろいろな挨拶に代えて歌いますので、みなさんはホワイトボードに書いてあるように歌ってください。私が「♪こんにちは」と歌ったら「こんばんは」、私が「♪こんばんは」と歌ったら「ありがとう」というように続けて歌ってください。

手順とルール

① 参加者を円に位置させる。
② 挨拶の関係をホワイトボードに記述する。
　　こんにちは→こんばんは　　こんばんは→ありがとう　　ありがとう→さようなら
　　さようなら→こんにちは
③ リーダーは曲とゲームの説明する。
　　♪こんにちは　（　　　）　世界の国から〜　　（　　）は参加者が歌う
　　　こんばんは　（　　　）　世界の国から〜　　これを繰り返す

ゲーム性　点数をあらかじめ決めておき（例：持ち点10点）、間違えた時に減点する。

難易度アレンジ

♥・伴奏スピードを遅くする　　　♥♥♥・伴奏スピードを速くする

音楽リハビリのポイント

- 音楽につられずに、新たなゲームのルールに従って歌うということになる。
- 視覚・聴覚・発声発話機能・反射神経・注意切替え能力・短期記憶を連動させることになる。
- 声量の低下がある参加者は、サポートする。

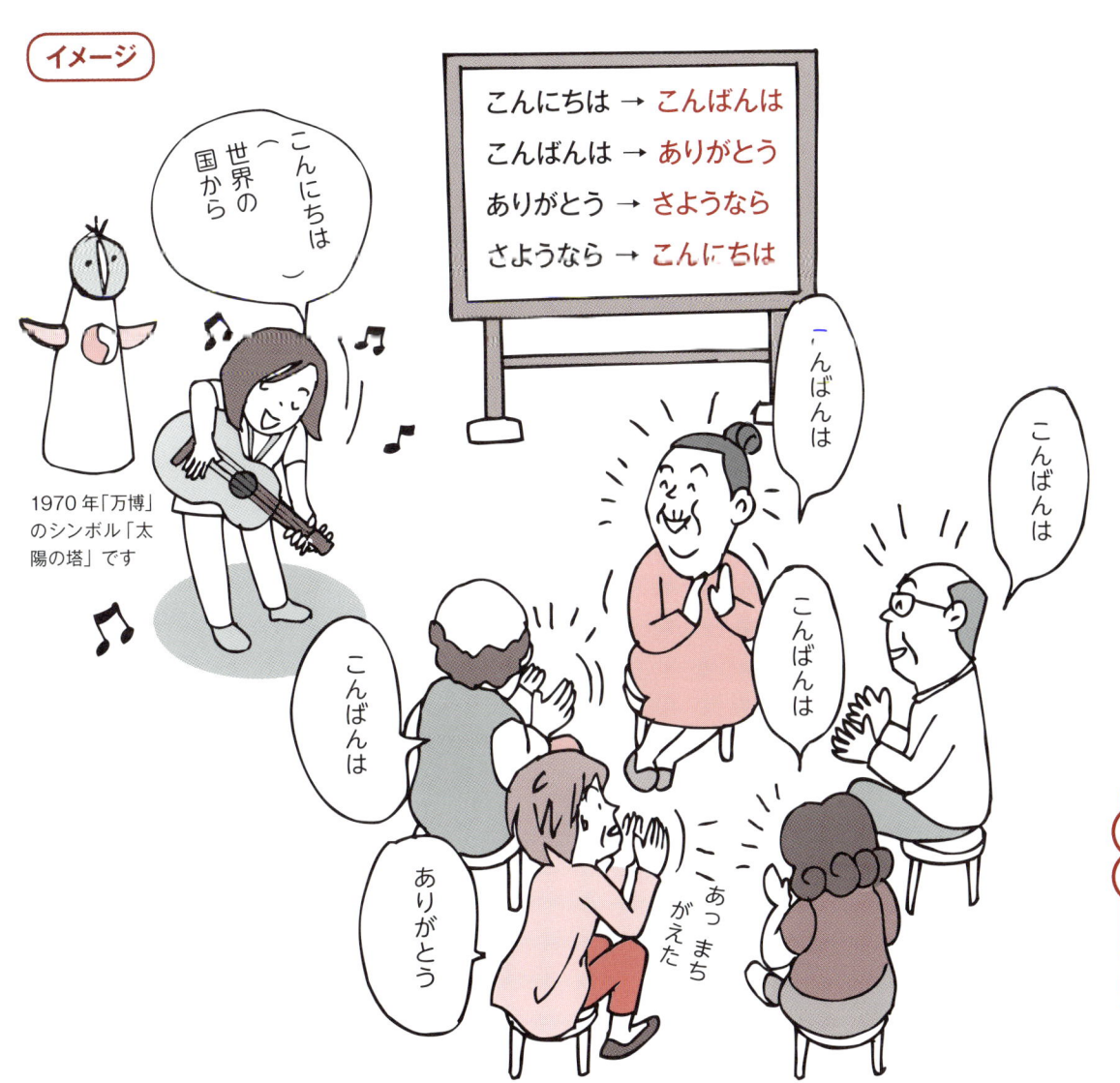

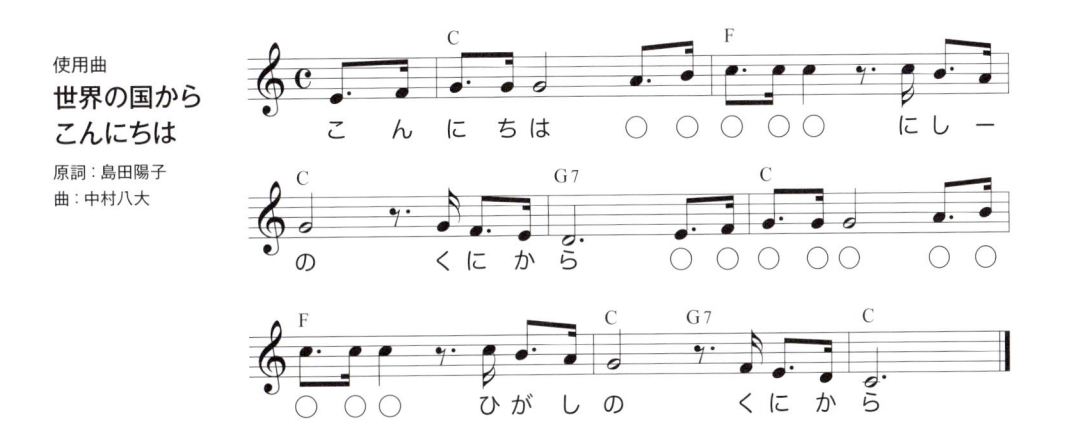

イメージ

こんにちは	→ こんばんは
こんばんは	→ ありがとう
ありがとう	→ さようなら
さようなら	→ こんにちは

1970年「万博」のシンボル「太陽の塔」です

こんにちは 世界の国から

こんばんは
こんばんは
こんばんは
ありがとう
あっまちがえた

認知 機能編

使用曲
**世界の国から
こんにちは**

原詞：島田陽子
曲：中村八大

こんにちは ○○○○○ にしー
の くにか ら ○○○○ ○○
○○○ ひがしの くにか ら

認知機能編
リハビリ・ゲーム 48

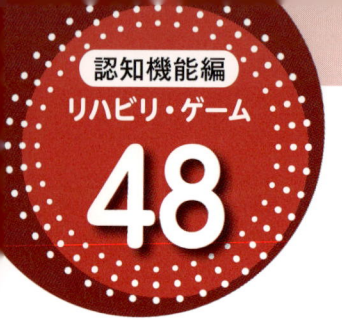

かがし

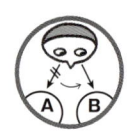

主目的 注意の持続能力・注意の転導能力の向上

副目的 声量の向上

準備
人数：1人以上
使用楽器：キーボードやギター等（伴奏用）
使用物品：ホワイトボード

導入トーク
今から〈七つの子〉を歌いましょう。ただし歌詞の中の「か」の部分を「し」に変えて歌っていただきます。

手順とルール
① 参加者を円に位置させる。
② ゲームの説明する。
例）♪からす〜なぜ泣くの〜からすは山に〜→しらす〜なぜなくの〜しらすは山に〜

ゲーム性 点数をあらかじめ決めておき（例：持ち点10点）、間違えた時に減点する。

難易度アレンジ
♥ ・伴奏スピードを遅くする。
・歌詞をホワイトボードに書く。
・あまり出てこない文字を選択する。

♥♥♥ ・伴奏スピードを速くする

音楽リハビリのポイント
● 歌詞の一文字を変えるという新たなルール（制約）を守りながら歌うことになる。
● 聴覚・発声発話機能・注意力・注意切り替え能力を連動させることになる。
● 声量が低下している参加者の場合は、サポートする。

イメージ

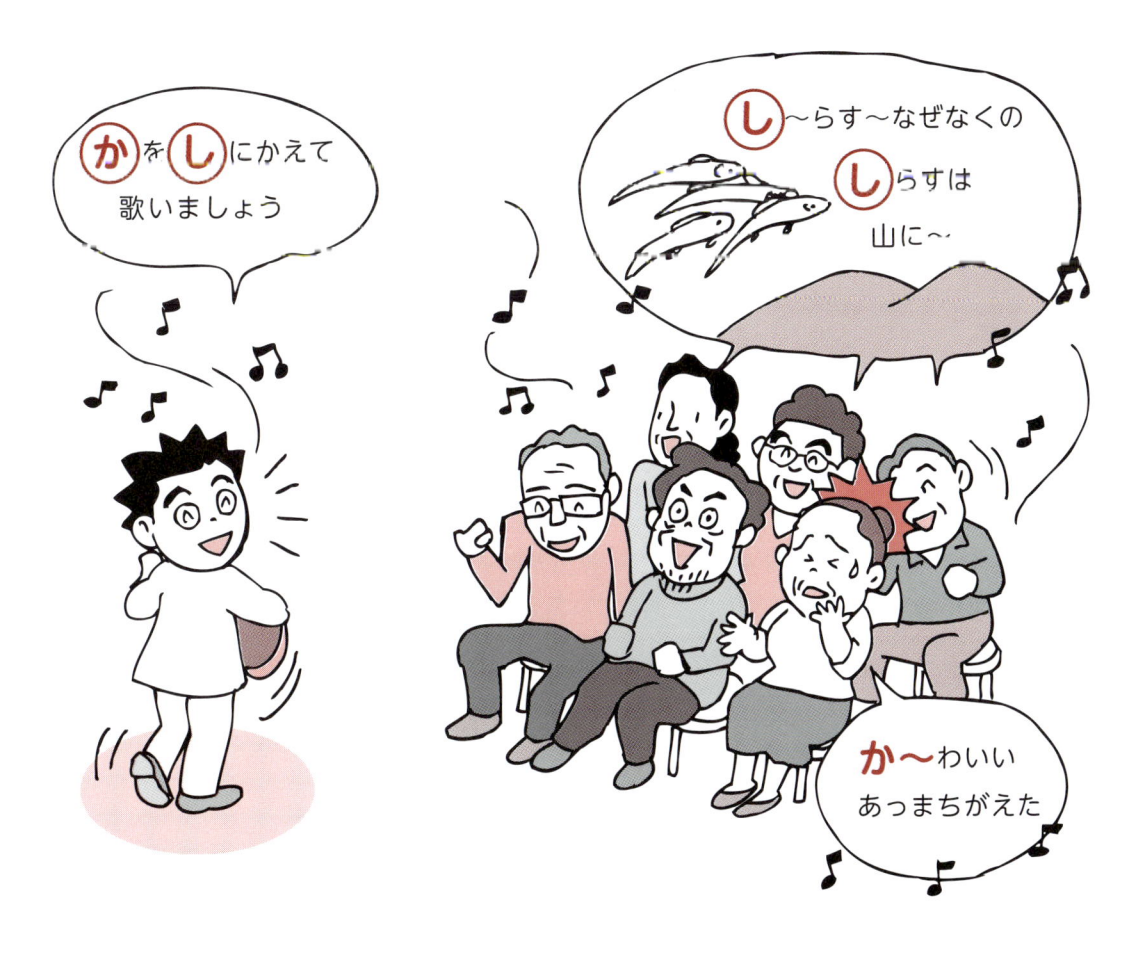

か を し にかえて 歌いましょう

し〜らす〜なぜなくの
しらすは 山に〜

か〜わいい あっまちがえた

認知機能編

使用曲
七つの子
原詞：野口雨情
曲：本居長世

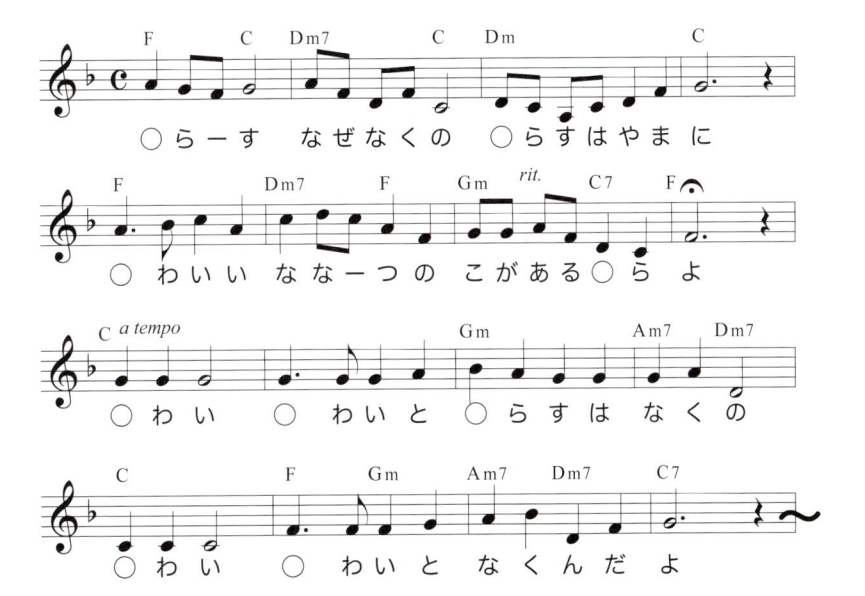

○らーす なぜなくの ○らすはやまに
○わいい ななーつの こがある○ら よ
○わい ○わいと ○らすは なくの
○わい ○わいと なくんだ よ

認知機能編 リハビリ・ゲーム 49

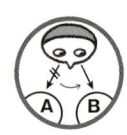

五文字歌リレー

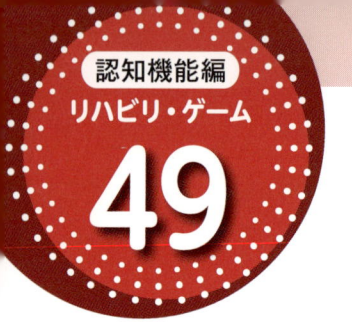

主目的 注意の持続能力・注意の転導能力の向上

副目的 声量の向上

準備
人数：3人以上
使用楽器：キーボードやギター等（伴奏用）
使用物品：ポイント駒、ホワイトボード、ボード用ペン

導入トーク
　今日はみなさんで歌リレーをします。曲は〈春の小川〉です。まず1人が歌っていい文字数を5文字とします、いいですね？　1人目は「♪はるのおが」までです。次の人は「♪わはさらさ」まで歌います。このような方法で1人5文字ずつ歌い、次の人にバトンタッチして最後まで歌います。それでは始めますよ。

手順とルール
① 円形状に椅子を並べ、参加者を位置させる。
② リーダーは課題曲および「5文字です」など、歌っていい文字数の指示を伝える。
③ 曲のはじめから決められた文字数を、一人一人順番に曲の最後まで歌っていく。

ゲーム性　間違った人にマイナスポイントを与える。

難易度アレンジ
♥　・伴奏スピードを遅くする。
　　・区切りのよい文字数にする
　　（例：「春がきた」は5文字）

♥♥♥　・伴奏スピードを速くする

音楽リハビリのポイント
● 文節ではなく、機械的に単語の文字数で区切ってリレーするという新たなルールで歌うことになる。
● 視覚・聴覚・発声発話機能・注意力・注意切り替え能力・他者認知・集団適応などを連動させることになる。
● 声量の低下がある参加者はサポートする。

イメージ

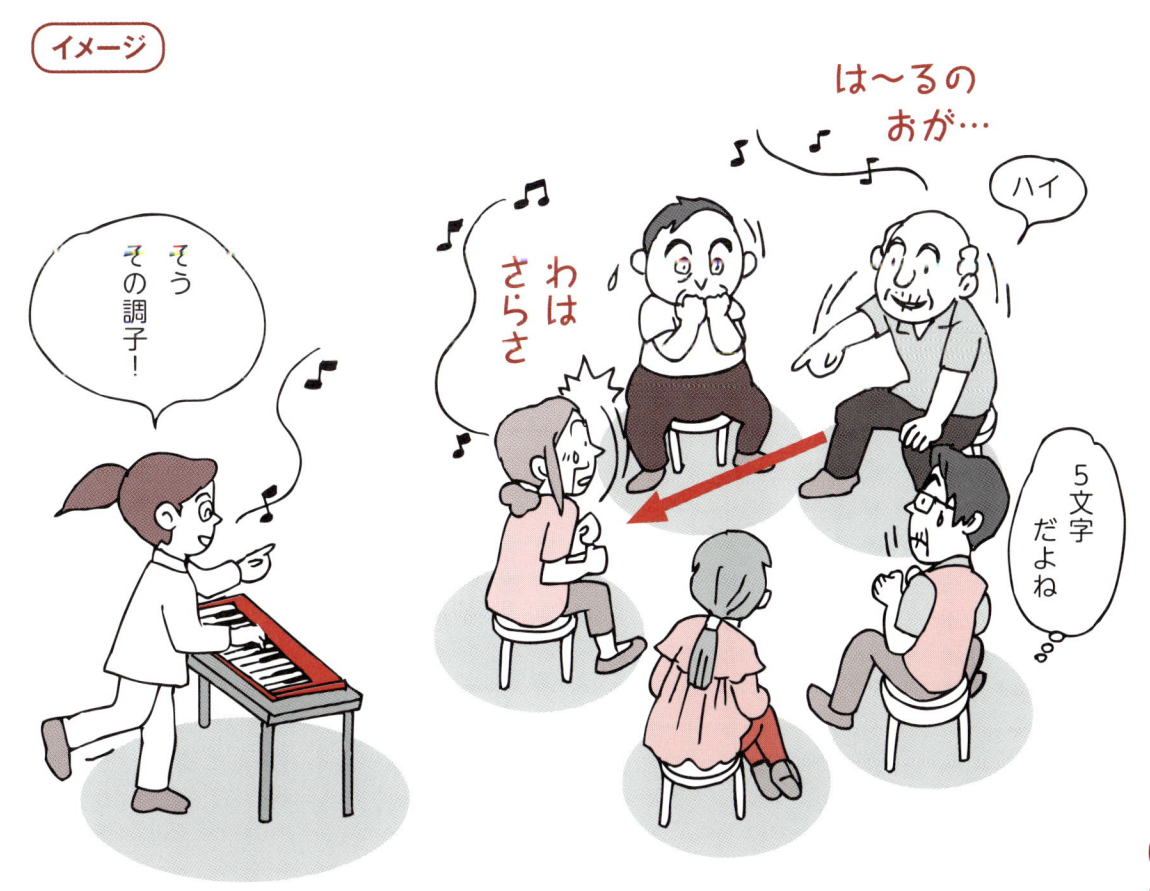

1人が歌うのは5文字

使用曲
春の小川
詞：髙野辰之
曲：岡野貞一

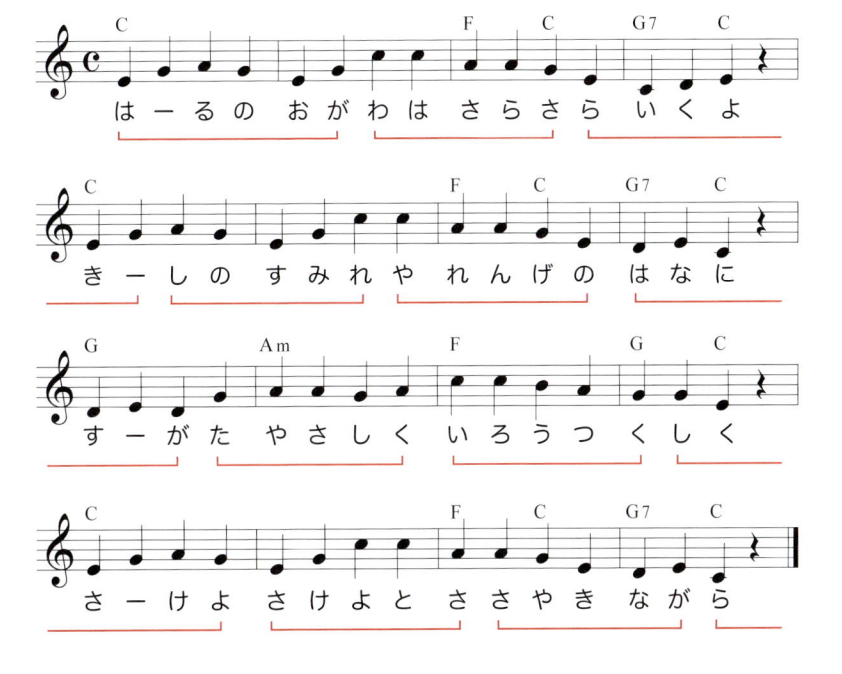

は－るの　おがわは　さらさら　いくよ

きーしの　すみれや　れんげの　はなに

すーがた　やさしく　いろうつくしく

さーけよ　さけよと　ささやきながら

認知機能編

認知機能編
リハビリ・ゲーム
50

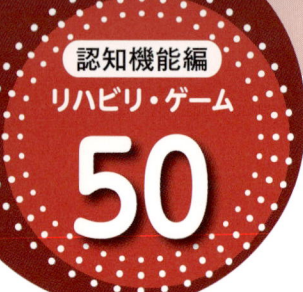

交互うた

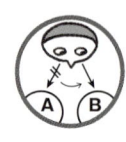

主目的 注意の持続能力・注意の転導能力の向上

副目的 声量の向上

> **準備**
> 人数：2人以上
> 使用楽器：キーボードやギター等（伴奏用）
> 使用物品：ポイント駒、ホワイトボード、ボード用ペン

> **導入トーク**
> 　今から2つのグループに分かれて歌を歌います。歌う曲は〈証城寺の狸囃子〉と〈かたつむり〉です。この2曲を代わる代わる1フレーズずつ歌ってもらいます。
> まず第1グループが「♪しょしょしょじょ寺、しょじょ寺の庭は〜」と1フレーズ歌ったら休んで、第2グループが「♪でんでんむしむしかたつむり〜」と1フレーズを歌います。それを交互に歌い、最後まで行きます。相手のメロディーに引き込まれないようにします。それでは始めますよ。

> **手順とルール**
> ① 参加者をグループごとにひとかたまりとして位置させる。
> ② リーダーは課題曲を伝え、1フレーズの区切りを指定し（板書）、交互に歌うことを伝える。
> ③ 順番を決めて歌を歌わせる。
>
> **ゲーム性**　間違った場合はチームへ失敗ポイントを与える

> **難易度アレンジ**
> ♥ ・伴奏スピードを遅くする。
> ♥♥♥ ・伴奏スピードを速くする

使用曲
証城寺の狸囃子　詞：野口雨情
　　　　　　　　　　曲：中山晋平

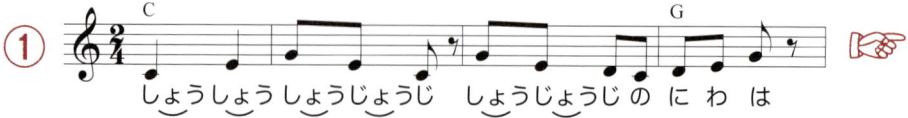

① しょうしょうしょうじょうじ　しょうじょうじの にわ は
③ つん つん つきよ だ み なでて こい こい こい
⑤ お い ら の と も だ ちゃ ポン ポコ ポン の ポン

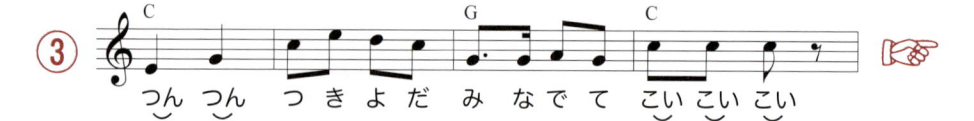

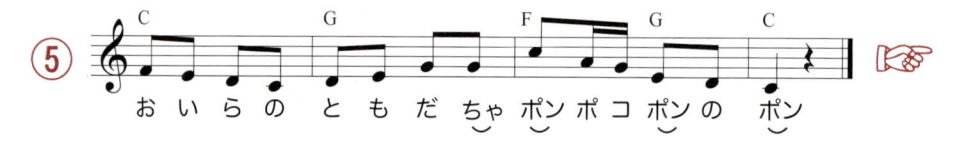

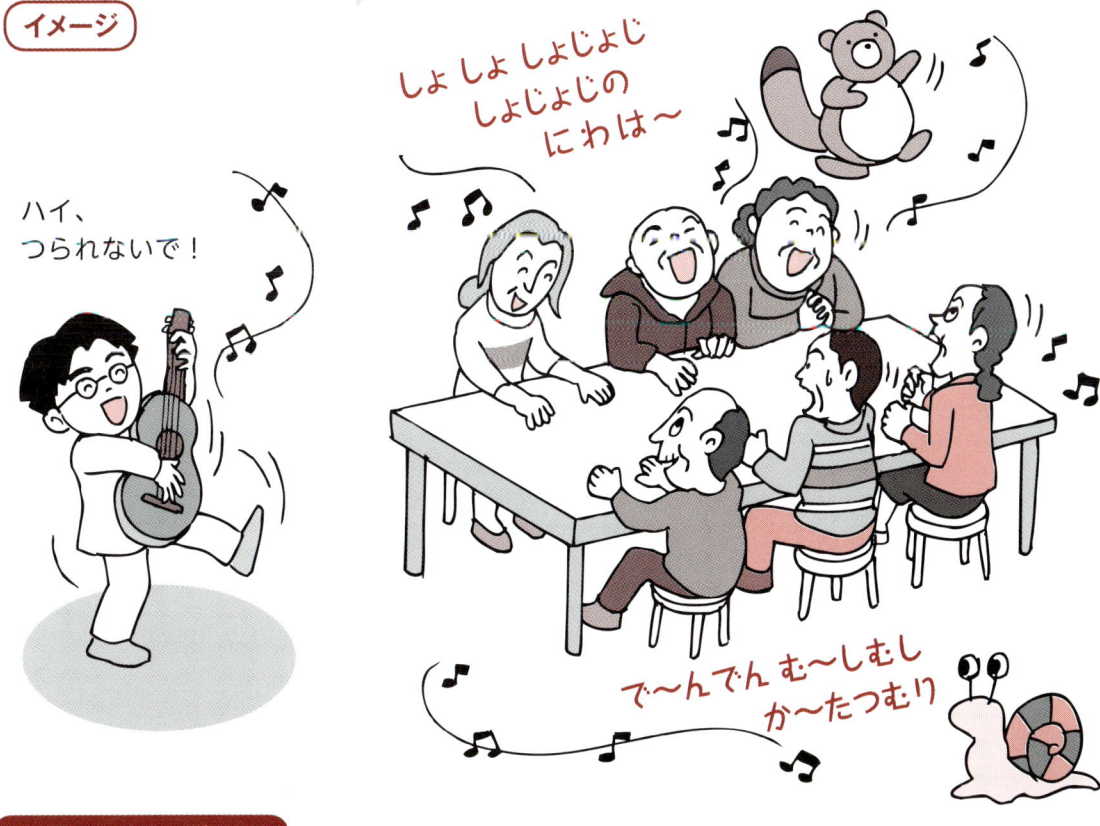

イメージ

しょしょ しょじょじ
しょじょじの
にわは〜

ハイ、
つられないで！

で〜んでん む〜しむし
か〜たつむり

音楽リハビリのポイント

- 1フレーズごと交互に異なる歌を歌うという新たなルールで歌をつなげることになる。
- 視覚・聴覚・発声発話機能・集中力・注意分配能力・注意切り替え能力・他者認知・集団適応などを連動させることになる。
- 声量の低下がある参加者にはサポートする。

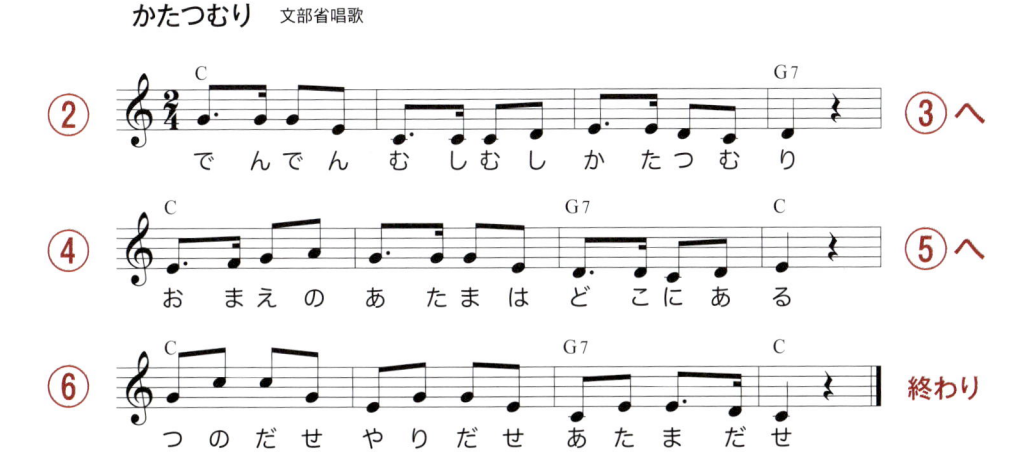

認知機能編

使用曲
かたつむり　文部省唱歌

② でんでん むしむし かたつむり　③へ

④ おまえの あたまは どこにある　⑤へ

⑥ つのだせ やりだせ あたまだせ　終わり

おわりに
音楽の力をふんだんに取り入れて

　私が言語聴覚士として働き始めたばかりの頃、ある認知症を伴う構音障害の患者さんの訓練で行き詰まっていたことがありました。そんな時、「発声訓練に歌を使ってみたら？」という上司のアドバイスもあり、携帯用のキーボードを片手に訓練に臨みました。すると、それまでほとんど訓練に応じてくれなかった患者さんが、意気揚々と音楽にあわせて、大きな声を出されるようになり、訓練が上手く進むようになりました。また、ある時、パーキンソン病の患者さんの構音器官の運動訓練を実践中に、音声の指示だけでは、なかなかうまく発声発語器官の運動訓練ができない場面がありました。この時にも、音楽リズムを用いることによって、発声発語器官の運動のスムーズさが改善されるという経験をしました。
　このような経験により"音楽"の力のすばらしさを感じたのと同時に、"音楽"を「言語障害」や「運動機能障害」「認知症」など、さまざまな障害を呈する患者さんのリハビリテーションにうまく導入することで機能が改善される可能性を強く感じました。

　本書では、"音楽"の力をふんだんに取り入れ、かつ、課題への意欲を引き出し、継続化そして習慣化へと向かうような"ゲーム性"にも重点をおいた課題を50例紹介しております。
　ぜひ、たくさんの方に本書をご活用いただき、一人でも多くの方に音楽リハビリテーションの楽しさとその効果を体験していただければ幸いです。

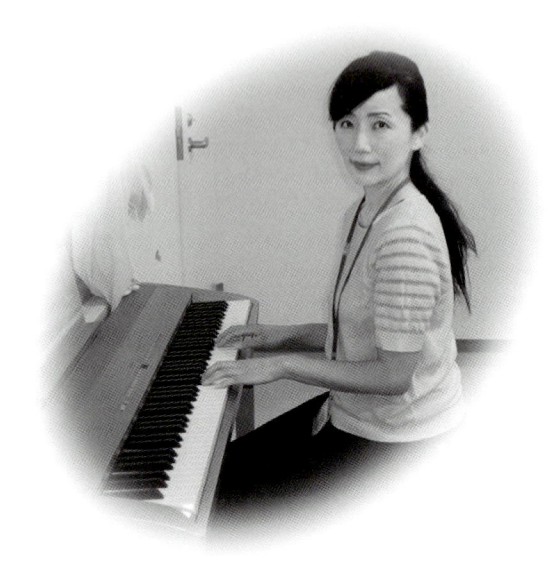

熊本保健科学大学 リハビリテーション科　**宮本 恵美**

●参考文献

マイケル・H・タウト、三好恒明 訳他:〈新版〉リズム、音楽、脳　協同医書出版社　2011
山崎郁子:治療的音楽活動のススメ　協同医書出版社　2011
田中順子:目からウロコの音楽活動　三輪書店　2014
大塚裕一、宮本恵美:高次脳機能障害のグループゲーム集　金原出版　2004
大塚裕一、宮本恵美:口の体操グループゲーム集　金原出版　2005
大塚裕一、宮本恵美:遊びリテーションのプロになる〜高次脳機能障害編〜　医学と看護社 2013
大塚裕一、宮本恵美:遊びリテーションのプロになる〜認知症予防編〜　医学と看護社　2014
米本恭三、他:リハビリテーションにおける評価 Ver2　医歯薬出版　2000
江藤文夫、他:高次脳機能障害のリハビリテーション　医歯薬出版　1995
田崎義昭、斉藤佳雄:ベッドサイドの神経の診かた　南山堂　2002
渡辺英夫:リハビリテーション診療必携　医歯薬出版　2002
祖父江逸郎:神経疾患の基礎と臨床　薬業時報社　1986
石合純夫:高次脳機能障害　医歯薬出版　2004
千野直一、安藤徳彦、他:高次脳機能障害とリハビリテーション　金原出版　2001
細田多穂、柳沢健:理学療法ハンドブック（第1巻　理学療法の基礎と評価）協同医書出版社　2002
細田多穂、柳沢健:理学療法ハンドブック（第2巻　治療アプローチ）協同医書出版社　2002
細田多穂、柳沢健:理学療法ハンドブック（第3巻　疾患別理学療法プログラム）協同医書出版社 2002
宮本省三、沖田一彦:認知運動療法入門　協同医書出版社　2002
千野直一:現代リハビリテーション医学改訂第3版　金原出版　2009
池田学:認知症　中公新書　2010
大熊輝雄:現代臨床精神医学改訂第11版　金原出版　2008
貫行子:高齢者の音楽療法　音楽之友社　1996
緑川晶:音楽の神経心理学　医学書院　2013
松井紀和:音楽療法の実際　牧野出版　1995
松井紀和:音楽療法の手引き　牧野出版　1980
村井靖児:音楽療法の基礎　音楽之友社　1995

著者プロフィール

長倉裕二（ながくら・ゆうじ）
理学療法士
大阪人間科学大学 保健医療学部 理学療法学科教授。

　神戸大学大学院医学系研究科保健学専攻博士課程後期修了。保健学博士。専門理学療法士（骨関節・生活環境支援）として、医療現場のリハビリテーションに携わる。専門・研究分野は義肢装具学。ベトナムの結合双生児であったグエン・ドクさんのリハビリや、阪神淡路大震災、JR福知山線脱線事故の被害者など多くの障害者の支援に寄与する。熊本保健科学大学教授を経て、2017年より大阪人間科学大学教授。日本理学療法士学会診療ガイドライン委員、日本義肢装具学会評議員理事、日本身障スポーツ学会理事などを務める。

　主な著書・論文に、『運動療法学・各論第3版』（医学書院）、『義肢装具学テキスト』（南江堂）、『義肢学第2版』（医歯薬出版）、『理学療法フィールドノート運動器』（南江堂）、『臨床実習とケーススタディ』（医学書院）など。平成19年度日本肢装具学会飯田賞奨励賞を受賞。

　楽器はエレキ、フォーク、ベースを使い、フォーク、ロックを中心に演奏。耳コピーが趣味。

大塚裕一（おおつか・ゆういち）
言語聴覚士、日本音楽療法学会認定音楽療法士、介護支援専門員。
熊本保健科学大学 保健科学部リハビリテーション学科言語聴覚専攻長、准教授。

　熊本県立大学大学院文学研究科博士前期課程(日本語日本文学専攻)を修了。1996年より熊本市の菊南病院リハビリテーション部言語療法科において、失語症、構音障害、認知症、嚥下障害の機能訓練の中で音楽を用いたリハビリを継続中。一般社団法人日本高次脳機能障害学会 教育・研修委員。くまもと言語聴覚研究会代表。

　主な研究テーマは、認知神経心理学的視点からの失語症症状分析、失語症患者への神経学的音楽療法の有効性など。病院勤務時代から臨床において音楽（ギター担当）を用いたさまざまなリハビリを継続し、理論的構築を進めている。

　主な著書に『失語症Q&A』（新興医学出版社）、『絵でわかる失語症の症状と訓練』、『遊びリテーションのプロになる～高次脳機能障害編』、『同～認知症予防編』（宮本恵美と共著、医学と看護社）、『摂食・嚥下障害のグループゲーム集』（宮本恵美と共著、金原出版）、『音楽療法士のための医療用語ハンドブック』（あおぞら音楽社）など。

宮本恵美（みやもと・めぐみ）
言語聴覚士、介護支援専門員、保育士。
熊本保健科学大学 保健科学部リハビリテーション学科 准教授。

　熊本県立大学大学院文学研究科博士後期課程を修了、博士（文学）。日本摂食嚥下リハビリテーション学会認定士、認定言語聴覚士（摂食・嚥下分野）。1997年より熊本市の菊南病院に勤務後、2011年より熊本保健科学大学専任講師、2018年より現職。一般社団法人日本言語聴覚士協会 代議員。くまもと言語聴覚研究会副代表。

　主な著書に『なるほど！失語症の評価と治療』、『口の体操グループゲーム集～構音障害を中心に～』（大塚裕一と共著、金原出版）、『絵でわかる失語症の症状と訓練』、『遊びリテーションのプロになる～高次脳機能障害編』、『同～認知症予防編』（大塚裕一と共著、医学と看護社）などがある。

　音楽（キーボード担当）を用いた多彩なリハビリ技法を考案し実践している。

はじめよう♪ 音楽リハビリテーション
3大機能のための50の音楽ゲーム集

2016年9月25日　第1刷　発行
2020年2月10日　第2刷　発行

著　者　長倉裕二・大塚裕一・宮本恵美
発行者　北島京子
発行所　有限会社 あおぞら音楽社
　　　　〒136-0073　東京都江東区北砂 3-1-16-308
　　　　　電話　03-5606-0185
　　　　　FAX　03-5606-0190
　　　　　http://www.aoisora.jp/　E-mail info@aoisora.jp
　　　　　振替　001110-3-573584

●カバー装幀・本文デザイン・図版・DTP ── 中村デザインオフィス
●カバー装画・本文イラスト ── 飛鳥幸子
●楽譜データ制作 ── 楽譜工房ユウスケ
●刷版・印刷・製本 ── 株式会社シナノ パブリッシング プレス

JASRAC　出　1610246-601

乱丁・落丁本はお買上げ書店または小社でお取り替えいたします。
ただし古書店類を通じてご購入のものはお取り換えできません。
※本書のコピー、スキャン、デジタル化などの無断複製は、著作権法上の例外
を除き禁じられています。
本書を代行業者の第三者にスキャンやデジタル化させることは、個人や家庭内
での利用目的であっても著作権法違反となります。

©2016　Yuuji Nagakura, Yuuichi Ohtsuka, Megumi Miyamoto
Printed in Japan
ISBN 978-4-904437-17-9　　定価はカバーに表示してあります

音楽療法の必須100曲

Sugata Ayako
菅田文子 編・著

弾き語りキーボード・セッション ①②③④

高齢者編

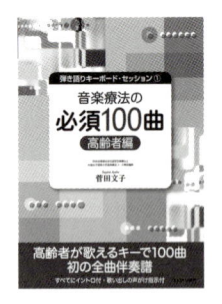

高齢者編の100曲
★印の40曲は、ベル譜付きです

春（18曲）
春よ来い★
早春賦★
荒城の月
うれしいひなまつり
おぼろ月夜
北国の春
どこかで春が
仰げば尊し★
春が来た★
花
さくら
春の小川★
春のうた
鯉のぼり（甍の波と）★
こいのぼり（屋根より）★
背くらべ
みかんの花咲く丘★
青い山脈

夏（17曲）
茶摘み★
夏は来ぬ★
かもめの水兵さん
あめふり
雨降りお月
てるてる坊主
かたつむり★
七夕さま★
ウミ（海は広いな）★
海（松原遠く）★
われは海の子★
ソーラン節
炭坑節
東京音頭
知床旅情
浜辺の歌
夏の思い出

秋（17曲）
里の秋★
村まつり★
証城寺の狸囃子★
月★
うさぎ
十五夜お月さん
虫の声
とんぼのめがね★
赤とんぼ
七つの子
旅愁
紅葉
月の砂漠
叱られて
美しき天然

船頭小唄
リンゴの唄

冬（12曲）
たきび★
雪★
冬景色
蛍の光
お正月★
一月一日★
ふじの山★
スキー
カチューシャの唄
ペチカ
雪のふるまちを★
津軽海峡冬景色

全季節（36曲）
故郷★
夕日★
ゆりかごの歌
あの町この町★
夕焼け小焼け
村の鍛冶屋
赤い靴
日の丸の旗★
大黒様

浦島太郎★
うさぎとかめ★
金色夜叉
籠の鳥
丘を越えて
旅の夜風
戦友
ラバウル小唄★
広瀬中佐
同期の桜
隣組
蘇州夜曲
憧れのハワイ航路
上海帰りのリル
二人は若い★
東京のバスガール
高校三年生
瀬戸の花嫁
星影のワルツ
黒田節
草津節
人生劇場
幸せなら手をたたこう
世界の国からこんにちは
三百六十五歩のマーチ
ああ人生に涙あり
今日の日はさようなら

弾き語りキーボード・セッション①
音楽療法の必須100曲［高齢者編］
菅田文子

これで伴奏＆回想トークに迷わない！
高齢者セッションでの必須100曲
A4判・224ページ・2,300円＋税

子ども編

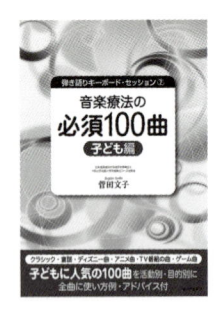

子ども編の100曲
（うち74曲はベル和音奏譜付き）

アニメ（映画・TV）曲
崖の上のポニョ
となりのトトロ
さんぽ
いつも何度でも
勇気りんりん
サザエさん一家
ゲゲゲの鬼太郎
踊るポンポコリン
ハイタッチ！
（ポケットモンスター）
CHA-LA HEAD-CAHA-LA
（ドラゴンボールZ）
ぼくドラえもん
夢をかなえてドラえもん
ドラえもんのうた

ディズニー曲
ミッキーマウスマーチ
星に願いを
小さな世界

映画・ミュージカル曲
ドレミの歌
エーデルワイス
ともだちはいいもんだ

TVから生まれた曲
にんげんっていいな
はたらくくるま
想い出のアルバム
目はおこってる

世界にひとつだけの花
歌えバンバン
ビリーブ（「生きもの地球紀行」）
アンパンマンたいそう
アルゴリズム体操
いっぽんでもにんじん
パンダうさぎコアラ
ぐるぐるどっか〜ん！
おもちゃのチャチャチャ
だんご三兄弟
おしりかじり虫
あめふりくまのこ
ぞうさんとくもの巣
おはなしゆびさん

CM曲・ゲーム曲
たらこ・たらこ・たらこ
スーパーマリオのテーマ

ラテンリズムの曲
風になりたい
マンボNo.5

外国曲
大きな栗の木の下で
ロンドン橋
アルプス一万尺
小ぎつね
ぶんぶんぶん
かっこう
むすんでひらいて
メリーさんのひつじ

ちょうちょ
ハッピーバースデイトゥーユー
クラリネットをこわしちゃった
おおきな古時計
かえるの合唱
山の音楽家
きらきら星
聖者の行進
ジングルベル
きよしこの夜

クラシック器楽曲
クシコスポスト
天国と地獄
威風堂々

子どもの愛唱歌
世界中のこどもたちが
バスごっこ
大きなたいこ
とんでったバナナ
あくしゅでこんにちわ
小鳥の歌
まつぼっくり
とけいのうた
おなかのへるうた
かわいいかくれんぼ
山羊さんゆうびん
一年生になったら
犬のおまわりさん
どんな色がすき
ふしぎなポケット

そうだったらいいのにな
あわてんぼうのサンタクロース
ともだち讃歌
線路はつづくよどこまでも
大きな歌

童謡
チューリップ
アイアイ
おつかいありさん
手をたたきましょう
どんぐりころころ
こぶたぬきつねこ
森のくまさん
おんまはみんな
汽車ポッポ
お馬
ぞうさん

替え歌
とんとんとんアンパンマン
（ひげじいさん）

創作曲
はじまりのうた
タンバリンせんせい
パラシュートの伴奏
鳴らしてみよう
終わりのうた1
終わりのうた2

弾き語りキーボード・セッション②
音楽療法の必須100曲［子ども編］
菅田文子

子どもに人気の100曲をバランス良く集めました！
全曲にセッションでの使い方とアドバイス付き
A4判・224ページ・2,300円＋税